U0196907

辅助生殖技术医疗机构质量管理
——实践指南
Quality Management in ART Clinics
——A Practical Guide

原著　Fabiola Bento
　　　Sandro Esteves
　　　Ashok Agarwal

主译　马彩虹　乔　杰

秘书　杨　蕊

北京大学医学出版社

FUZHU SHENGZHI JISHU YILIAO JIGOU ZHILIANG GUANLI
——SHIJIAN ZHINAN

图书在版编目（CIP）数据

辅助生殖技术医疗机构质量管理：实践指南 /（巴西）本托（Bento，F.），
（巴西）埃斯特韦斯（Esteves,S.），（美）阿加瓦尔（Agarwal，A.）原著；
马彩虹，乔杰译 .—北京：北京大学医学出版社，2015.1

书名原文：Quality Management in ART Clinics：A Practical Guide

ISBN 978-7-5659-0950-4

Ⅰ.①辅… Ⅱ.①本… ②埃… ③阿… ④马… ⑤乔…
Ⅲ.①试管婴儿 - 技术 - 质量管理 Ⅳ.① R321

中国版本图书馆 CIP 数据核字（2014）第 224663 号

北京市版权局著作权合同登记号：图字：01-2014-6658

辅助生殖技术医疗机构质量管理——实践指南

主　　译：马彩虹　乔 杰

出版发行：北京大学医学出版社

地　　址：（100191）北京市海淀区学院路 38 号　北京大学医学部院内

电　　话：发行部 010-82802230；图书邮购 010-82802495

网　　址：http：//www.pumpress.com.cn

E-mail：booksale@bjmu.edu.cn

印　　刷：北京佳信达欣艺术印刷有限公司

经　　销：新华书店

责任编辑：冯智勇　　责任校对：金彤文　　责任印制：李 啸

开　　本：787mm×1092mm　1/16　　印张：13　字数：289 千字

版　　次：2015 年 1 月第 1 版　2015 年 1 月第 1 次印刷

书　　号：ISBN 978-7-5659-0950-4

定　　价：116.00 元

译者名单

（按姓氏汉语拼音排序）

陈新娜（北京大学第三医院）

迟洪滨（北京大学第三医院）

黄　锦（北京大学第三医院）

李　蓉（北京大学第三医院）

李　媛（首都医科大学附属北京朝阳医院）

廉　颖（北京大学第三医院）

刘　平（北京大学第三医院）

马彩虹（北京大学第三医院）

乔　杰（北京大学第三医院）

任秀莲（北京大学第三医院）

沈　浣（北京大学人民医院）

王海燕（北京大学第三医院）

王树玉（首都医科大学附属北京妇产医院）

吴红萍（北京大学第三医院）

徐　阳（北京大学第一医院）

郑晓英（北京大学第三医院）

本书由

北京市人类辅助生殖技术质量控制和改进中心

组织翻译

原著者名单

Etienne Van den Abbeel, Ph.D. Department of Reproductive Medicine, University Hospital Ghent, Ghent, Belgium

Ashok Agarwal, Ph.D., H.C.L.D. (A.B.B.) Andrology Laboratory and Reproductive Tissue Bank, Center for Reproductive Medicine, Cleveland Clinic Foundation, Cleveland, OH, USA

Richard Ajayi, F.R.C.O.G. Department of Clinicals and Management, The Bridge Clinics, Lagos, Nigeria

Doris J. Baker, Ph.D., M.S., B.S. Division of Clinical Sciences, University of Kentucky, Lexington, KY, USA

Fabiola Bento, B.B.A., M.B.E., ANDROFERT, Andrology and Human Reproduction Clinic, Campinas, SP, Brazil

James Catt, Ph.D. Optimal IVF, Melbourne, VIC, Australia

B.N. Chakravarty, M.D., F.R.C.O.G. Institute of Reproductive Medicine, Kolkata, India

Javier A. Crosby, Ph.D. Unidad de Medicina Reproductiva, Clínica Las Condes, Santiago, Chile

Ilse De Croo Department of Reproductive Medicine, University Hospital Ghent, Ghent, Belgium

Petra De Sutter, Ph.D., M.D. Department of Reproductive Medicine, University Hospital Ghent, Ghent, Belgium

Sandra Deltombe Department of Reproductive Medicine, University Hospital Ghent, Ghent, Belgium

Mohamed Elkalyoubi, M.B.B.Ch., M.Sc., Dip. Gyn. Endocscopy, F.R.C.O.G. Dubai Gynaecology and Fertility Center, Dubai Health Authority, Dubai, United Arab Emirates

Sandro Esteves, M.D., Ph.D. ANDROFERT, Andrology and Human Reproduction Clinic, Campinas, SP, Brazil

Annick Geril Department of Reproductive Medicine, University Hospital Ghent, Ghent, Belgium

Bjorn Heindryckx, Ph.D. Department of Reproductive Medicine, University Hospital Ghent, Ghent, Belgium

Peter M.M. Kastrop, Ph.D. Department of Reproductive Medicine and Gynaelcologie, University Medical Center Utrecht, Utrecht, The Netherlands

Silveraldo Mendes, M.A. Process and Member Services Department, GS1 Brazil - Brazilian Association Automation, São Paulo, Brazil

S. Sharma, M.D., F.N.B. Institute of Reproductive Medicine, Kolkata, India

Isabelle Stuyver Department of Reproductive Medicine, University Hospital Ghent, Ghent, Belgium

Kelly Tilleman, Ph.D. Department for Reproductive Medicine, University Hospital Ghent, Ghent, Belgium

Gregory Michael Tinney, B.S., M.Sc. Aevitas Fertility Clinic, Vincent Pallotti Hospital, Cape Town, South Africa

Anneleen Van de Velde Department of Reproductive Medicine, University Hospital Ghent, Ghent, Belgium

Sjerp M. Weima, Ph.D. Fertility Laboratory, Department of Reproductive Medicine and Gynaelcologie, University Medical Center Utrecht, Utrecht, The Netherlands

Marie-Lena Windt de Beer, Ph.D. Department of Obstetrics and Gynaecology [Fertility Clinic], Tygerberg Hospital, Tygerberg, South Africa

Aevitas Fertility Clinic, Vincent Pallotti Hospital, Tygerberg, South Africa

P.C. Wong, F.R.C.O.G. Department of Obstetrics and Gynaecology, National University Hospital, Singapore, Singapore

Fernando Zegers-Hochschild, M.D. Unidad de Medicina Reproductiva, Clínica Las Condes, Santiago, Chile

译者前言

随着我国人口的增长、经济的发展和社会的进步，人民群众对医疗服务的质量提出了更高的要求。新医改方针也要求医院在管理体制、运行机制和监管机制等方面进行改革。通过改革，使医疗机构的管理科学化、规范化。为了应对挑战、少走弯路，有效的途径之一是学习、借鉴国际医疗机构先进的管理经验，促进管理的科学化、规范化和标准化，不断提高医疗服务质量和水平，为患者提供安全有效、规范有序的医疗卫生服务。

辅助生殖技术（assisted reproductive technology，ART）通过运用医学技术和方法对配子、合子、胚胎进行人工操作，帮助患者受孕，包括人工授精和体外受精－胚胎移植技术及其各种衍生技术。ART 因涉及人类配子的操作，对质量管理提出了更高的要求。

本书详细描述了 ART 医疗机构的质量管理。书中既介绍了质量管理的原则和核心，又系统阐述了 ART 医疗机构质量管理体系的建立。ART 管理人员可以遵照书中的要求，循序渐进地建立适合本单位的质量管理体系。因此，这是一本手把手实践指导书籍。特别要提到的是，本书的第三部分邀请了本领域世界知名的专家和管理者分别介绍了世界各国和地区 ART 管理的历史、现状和经验，对帮助建立适合中国国情的 ART 监督管理制度和各医疗机构质量管理体系有很高的参考价值。

北京大学第三医院生殖医学中心依托北京市人类辅助生殖技术质量控制与改进中心的各成员单位，有幸共同翻译了这本具有国际水准的专业管理书籍。我们坚信，通过系统全面地在 ART 医疗机构建立和完善质量管理体系，将真正提高 ART 的质量、安全和效率，并为患者提供更高质量的医疗服务。

特向我国卫生行政管理人员、医疗机构管理者、ART 质量管理人员以及医务人员推荐本书。感谢作者精心组织编写如此完美的 ART 质量管理书籍，感谢各位译者和审校者辛勤和细致的工作。

由于我们首次翻译 ART 管理类书籍，对管理专业名词的翻译会有不确切之处，敬请读者批评指正。

马彩虹　乔　杰
北京大学第三医院

原著序一

这不是一本普通的书。本书首次详细描述了辅助生殖技术（ART）医疗机构质量管理的现状，细致阐述了建立男性不育和女性不孕治疗的实验室操作程序所必须的设备和用品，为如何建立、组织、管理和改进辅助生殖实验室提供了宝贵的信息。本书涉及运行生殖医学中心所需程序的多个方面：从系统管理到合理培训员工、策划最佳质量控制，并最终提供卓越的质量保证。很高兴看到本书基于这样的信念：运营一项服务的关键是了解客户满意度、制订管理条例、选择和培训合适的人员、实施理想的管理流程。

自从 1978 年第一例体外受精（IVF）成功以来，持续不断的发明和技术创新一直影响着这个领域。这使得 ART 适应证不断扩展，如重度男性不育的诊断和治疗、用卵母细胞胞浆内单精子注射（ICSI）技术治疗重度男性不育、胚胎植入前遗传学诊断（PGD）消除遗传疾病，以及复杂而全面的染色体筛查提高了 ART 成功率。这些发现和技术都属于"辅助生殖技术"范畴。本书首次用清晰和简明的方式对这些程序的"如何、为何和因此"进行描述。本书主要供研究人员、胚胎学家和需要了解管理实施的技术人员阅读并使用，也适用于希望全面了解如何运行和管理生殖实验室相关知识的人士使用。

翻阅新书总使人兴奋，特别是手册。但有些书继续读下去，我们经常会发现信息太完美，从理想的角度展现，并经常讨论理论上会出现的情况。这样也许可以成为一本好书，但从实践角度看常证实其实用性较差。作者们会陷入不可抗拒的欲望，把书编写得非常全面并且很厚，但可能失去实用价值，而且与我们这个时代需要的能力测试要求和规定脱节。

相反，本书作者在研究、管理和临床领域提供了广泛且有深度的信息。他们一起创造了这个与实际接轨的作品，给研究者、临床医生和实验室人员提供必要的建议。作者们呈献了一本拥有国际视野和水准的实验室手册，具有速查、实用以及解决实际问题的特点。本书将帮助科学家、胚胎学家和技术人员有安全感地建立他们的体系和处理日常遇到的困难。本手册整合了目前生殖临床实践的成功之处，并介绍了这些努力的创新点，其中包括本领域最相关的经验，如美国、欧洲和其他有代表性国家的生殖实验室当前运行的经验。

简言之，著作是动态变化的。阅读本书的人们最终会更好地理解她，并更好地服务于患者的需求。这里有 ART 不同阶段的权威展示，从已完善建立流程的常规到未来的操作行为。本书是生殖医学的一个里程碑，所有阅读本书的人们都将受益。

Gianpiero D，Palermo，M.D. Ph.D.
New York，NY，USA

原著序二

　　辅助生殖技术（ART）就像 20 世纪 60 年代的现代避孕一样对文明进步是革命性的，无法想象当今世界没有 ART 将会怎样。经过 30 年的开创性发明和持续发展后，辅助生殖技术终于成年了。引入了质量管理，很多医疗机构获得了资质，而认证要求和国家及国际规章使我们的质量管理体系正规化。但是，质量管理不仅仅是运行程序、文件、可追溯性和风险最小化，而且还需要强调长期安全。在欧洲人类生殖和胚胎学会（ESHRE）内部，一个"ART 质量和安全"特别兴趣小组正试图解决短期和长期的风险和并发症，他们讨论的题目包括卵巢过度刺激综合征、多胎妊娠和 ART 子代遗传及表观遗传风险。如果没有登记，进行长期风险研究是不可能的。而在没有文件记录和质量控制体系的情况下登记也是不可能的。因此，质量管理是最重要的，不仅是为了取悦管理机构和当局以取得资质，更是为了我们治疗的夫妇及他们未来子女的安全问题。

　　在我看来，您将要读的这本书是任何参与到现代辅助生殖技术人员必读的书籍。应将她放在医疗机构的办公桌上和实验室的书架上。本书介绍的建立全面质量管理体系的步骤浅显易懂，容易遵循。同时，向读者介绍了世界各地的经验。ART 的运行是很特殊的，因为必须整合临床、护理、实验室和管理，四组之间的沟通非常重要。在本书中，您将学习如何在所有层面上建立质量管理体系并将它们整合为一个成功的单元。患者满意度的提高最终会使医疗机构更加成功，并为我们治疗的夫妇和孩子们提供更高质量的服务。不管您是想建立相关医疗机构，或只是决定引入正规的质量管理体系，或是您已经是一名质量控制领域的老兵，您都会喜欢这本书。她已达到真正的国际水平，在本领域中未来的数年内是"必读"的书籍。

Petra De Sutter，M.D.，Ph.D.

Ghent，Belgium

原著前言

本书的目的是帮助 ART 中心建立质量管理体系，提供体系建设中具体的逻辑顺序，便于体系的实施。本书涵盖了任何质量控制体系都有的基本概念，并呈现了世界各地建立和应用质量控制体系的经验，帮助识别和确定常见的困难、挑战和成功。

第 1 章介绍了 ART 医疗机构的质量控制。

第 2 章介绍了质量管理的工具，结合实际例子讲解如何使用这些工具来帮助质量控制体系的运行。不聚焦一项工具或提供其中的大量细节，而是设法向读者展示当前已有的质量控制体系，让读者能够遵循任何适合他们自身工作的管理趋势。

第 3 章从启动建立质量控制体系的基础概念开始，例如如何确定使命和质量管理方针，如何登记并控制不符合项，确定改正和预防措施，以及如何利用满意度调查表设定目标和实施监控。

第 4 章注重 ART 机构的日常活动，通过流程图和交互活动展示所有相关活动的概况，并表明了标准化在获得统一性和质量保证中的重要性。本章也涉及了"SOP"的描述、审查和控制。

第 5 章讨论培训。目的不是展示一个培训项目，而是建议为使质量体系成功而应覆盖的训练科目。本章也将讨论相关问题如内部满意度及如何评价员工表现。

第 6 章关注沟通。如果缺乏适当沟通的系统，质量管理体系将无法实施。本章将涵盖审查程序、讨论和改进小组，以及如何定期呈现指标数据的报告。

第 7 ～ 10 章概要介绍了生殖实验室，如男科和胚胎临床实验室，如何整合入质量管理体系。这些章节明确并诠释了生殖实验室在质量管理理念指导下运营的三大质量管理支柱：（1）确定您做的；（2）说明如何做；（3）确保您使用了适宜的方法，同时提供了工具和实例帮助生殖实验室质量管理计划的改进。

第 7 章介绍了生殖实验室在 ART 机构的角色。

第 8 章展示了典型临床生殖实验室的活动和服务范围概况。

第 9 章讨论了生殖实验室活动范围内实施程序所需要的项目，包括实验室手册的作用、人员、结构和资源以及实验室安全。

第 10 章描述并诠释了在质量管理制度下运营临床生殖实验室的关键质量活动。质量控制（QC）、质量保证（QA）和质量改进（QI）是质量管理的关键元素，应被完全整合，不仅仅为了发现问题，更是为了寻找解决问题的方法并保证实验室服务质量的最优化。

第 11 ～ 21 章呈现了世界各地 ART 中心建立自己质量管理体系的经验。参与本部分的作者来自欧洲、拉丁美洲、澳大利亚、非洲、亚洲，还有美国。目的不是为了判别谁对谁错，而是介绍在不同的国家什么可行与什么不可行。尽管有地域和文化差异，仍存在很多共同点。这些报告会给那些为成功而奋斗的人们以启发。除了提出在各自的实践中特别重要的内容外，各家 ART 中心将会回答以下问题：

- 在您的国家，法律是否规定 ART 中心应该遵循官方的条例？质量管理体系是否强制实施？
- 关于质量管理，如果有，您所在国家条例的关键元素是什么？
- 您们中心应用的是哪种质量管理体系？为什么决定应用这种体系？
- 实施质量管理体系时您的 ART 中心面临的主要挑战是什么，是如何克服的？
- 您们中心质量管理体系的关键元素是什么？
- 实施质量管理体系后的收获是什么？

参与这些章节的 ART 机构分布在世界各地，因此很好地展示了不同国家和文化对待质量管理的方式（图 1）。

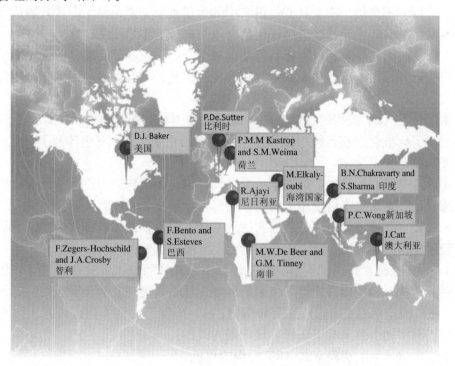

图 1　参与编写本书国际经验的各位作者及所在地

每个国家需遵循自己的规定和指令，不管是强制的或是简单的选择（表 1）。有趣的是一些国家需要遵循多个指南，而同时其他一些国家则完全没有强制性的指南。

基于此信息，我们尝试联合一个多样化的小组来展示质量管理体系如何在不同的机构和环境中应用。尽管有很多不同，但我们观察到了相似的经验和困难，而且从这个小组中还能学到更多。他们的经验能帮助那些已经建立质量管理体系的人们，那些为维持其正常运行而不断奋斗的人们，还有那些正在实施全新的质量管理体系的人们。

表 1 ART 的国际指南及指令

国家	官方指南和指令——强制性	其他指南——非强制性
澳大利亚	辅助生殖技术实施规范 RTAC——生殖技术认证委员会	
比利时	欧盟指令 2004/23/EG 欧盟指令 2006/17/EG 欧盟指令 2006/86/EG 比利时法规（BS 30/12/2008）	ISO 9001：2008
巴西	RDC 33，17/02/06，ANVISA— 巴西卫生监督局 CFM 1957/10，15/12/10，CFM— 联邦医学委员会	ISO 9001：2008 指南和管理条例： REDLARA—辅助生殖的拉美网络
智利		指南和管理条例： REDLARA—辅助生殖的拉美网络
海湾国家		美国生殖医学学会标准 欧洲人类生殖和胚胎学会标准 美国卫生和人类服务署标准 澳大利亚卫生保健委员会标准 国际标准组织——ISO
印度		ICMR—印度医学研究委员会 认证国家指南，印度 ART 机构的管理和监督—2007
尼日利亚		HFEA 实践指南 . 第 6 版 ISO 9001：2008
新加坡		ISO 9001：2008 卫生保健机构认证联合委员会（JJCAHCO）—联合委员国际部（JCI）
南非	国家卫生法案（2003，61 号，第 1~3 章） 人体组织法案（1983，65 号） 儿童法案（2005，38 号）	美国生殖医学学会指南草案和方案 HFEA 实践规范 . 第 6 版 标准指南—SASREG（南非生殖医学和妇科内镜学会）
荷兰	GMP：良好生产实践，荷兰政府 欧盟指令：2004/23/EC，卫生、福利和体育部 人工授精捐精信息管理法案 胚胎法案 身体材料安全和质量法案 身体材料法令要求	CCKL 实践规范 ISO 15189：2003
美国	男科学实验室（CLIA） 低温生物学（FDA）	CAP 认证

目 录

第一部分
建立一个质量管理体系

第1章 ART 医疗机构的质量管理介绍

Fabiola Bento　Sandro Esteves　Ashok Agarwal

如今，辅助生殖技术（ART）治疗的需求急剧增加。随着技术的发展和相关信息的广泛传播，越来越多的人意识到这种治疗或许可以解决他们不孕的问题。以前，许多夫妇只能面对膝下无子的事实，而如今，他们不会放弃希望，尽一切努力去实现为人父母的梦想。

因此，全球 ART 中心的数量也不断增加（图 1.1）。尽管如此，还是需要更多的中心才能满足不断增长的需求。ART 的周期数也在增加，然而，因为一些未注册的中心及未上报的周期数，确信调查到的数据低于实际数，因而我们不可能追踪到全球的每个周期。图 1.2 显示了辅助生殖技术国际监测委员会（International Committee Monitoring Assiated Reproductive Technologies，ICMART）（http：//www.icmartivf.org）提供的 2000

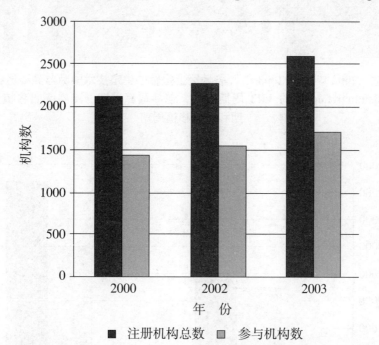

图 1.1　2000 年 [1]、2002 年 [2] 及 2003[3] 年的已注册 ART 机构总数及参与辅助生殖技术国际监测委员会（ICMART）(http：// www.icmartivf.org）全球报告的 ART 中心总数

F. Bento，B.B.A., M.B.E. (✉) • S. Esteves，M.D., Ph.D.

ANDROFERT, Andrology and Human Reproduction Clinic, Campinas, SP, Brazil

e-mail：fabiola.bento@androfert.com.br

A. Agarwal，Ph.D., H.C.L.D. (A.B.B.)

Andrology Laboratory and Reproductive Tissue Bank, Center for Reproductive Medicine,

Cleveland Clinic Foundation, Cleveland, OH, USA

年[1]、2002 年[2] 和2003[3] 年各地区的 ART 周期总数，包括取卵周期、冷冻胚胎移植周期、植入前遗传学诊断周期和赠卵移植周期。非常重要的是，每个医疗机构向 ICMART 发送结果是完全自愿的。所以，这个报告并不能代表每一个接受过 ART 治疗的患者、每一家提供 ART 的医疗机构，也不能代表每个开展 ART 的国家。ICMART 报告称 65% ～ 67% 的已注册临床机构上报了 ART 信息，因此估计全球有更多的周期数（图 1.3）。

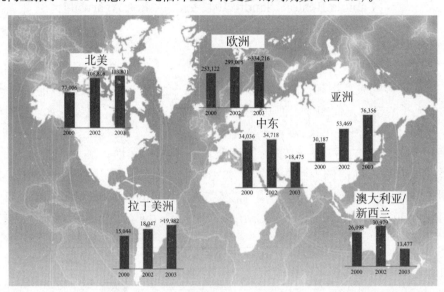

图 1.2　2000 年[1]、2002 年[2] 及 2003 年[3] 各地区上报辅助生殖技术国际监测委员会(ICMART)（http：// www.icmartivf.org）的 ART 周期总数，包括取卵周期、冷冻胚胎移植周期、PGD 周期和赠卵移植周期

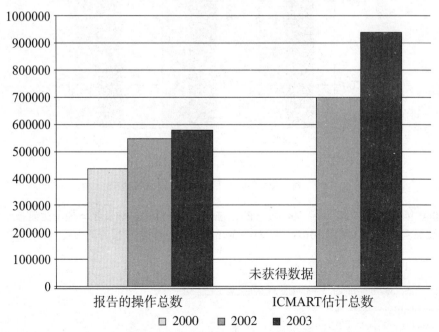

图 1.3　2000 年[1]、2002 年[2] 及 2003 年[3] 辅助生殖技术国际监测委员会（ICMART）（http：// www.icmartivf.org）估计的周期数

如前所述，向 ICMART 和其他监测机构报告数据并不是强制性的，况且不是所有中心都注册。然而，全球的 ART 中心都在特定的规章制度下运行。为了取得执照，他们必须满足其所在国家管理机构的许多要求，而且必须遵守这些机构制定的条例。除了技术标准和设备之外，一个共同的要求就是建立质量管理体系。

虽然这不是一个新的观念，但是建立一个正规的质量管理体系绝对是一个新的要求。大多数 ART 中心已经实施自己的质量体系，但缺乏相应的结构及正规化。其重点更多地放在质量控制而非质量管理。正如 David Hoyle 所说，"所有的机构都有一套运行的办法，这从本质上来说就是一种管理体系，不管它是否正规化"[4]。对 ART 中心来说，将该体系正规化是一个挑战。本书将直接解决这个问题。

尽管本书将讨论规章制度，但有些国家并没有相关条例，因而 ART 中心自己选择运行的标准。他们的重点是质量而不是遵从。因此，建立质量管理体系不应该是被迫遵守条例，也不是仅仅为了获得认证，而应该将它当作一种达到目标、满足患者、最终获得成功的方法。

此外，根据顾客的要求和期望，质量是可变的。在一个国家可行的方法并不一定适用于另一个国家。质量管理体系必须保证可以了解并达到这些要求和期望。然而，这些要求和期望可能会随时间而改变，组织机构必须建立渠道，能听取顾客的意见，必须改善系统去满足这些"新的"要求和期望。

管理学家 Peter Drucker 在一篇发表在"华尔街日报"的文章中提到，新管理模式的重点不是我们赚了多少钱，而是我们在多大程度上满足了顾客的要求。他继续提到，公司从经验中学习到顾客的满意度决定了财务的成功。在理解了盈利会随着质量的提升而增加之后，我们就会知道新模型的目标不是利润，而是顾客的满意度。

公司在面临竞争时，必须重新思考运行方式。医疗服务也越来越被发现存在同样的模式。作为一种商业而非"医生办公室"，医疗也必须适应并满足顾客的期望以求生存。

最重要的是：

- 了解您的患者是谁，他们想从您这儿得到什么。
- 明确流程，以满足他们的期望。
- 明确目标和目的，让您的程序和流程帮助您实现这些目标。
- 定期评估您的工作和顾客的满意度，以发现可能的变化和新的需求。
- 全员参与持续改进。
- 改变、调整和改进需基于事实而非假设。
- 最后，但同样重要的是，使您的客户满意。

（马彩虹　译　乔　杰　审校）

参考文献

1. International Committee for Monitoring Assisted Reproductive Technology – ICMART. World collaborative report on in vitro fertilization, 2000. Fertil Steril. 2006;85(6):1586–622.
2. International Committee for Monitoring Assisted Reproductive Technology – ICMART. World collaborative report on assisted reproductive technology, 2002. Hum Reprod. 2009;24(9):2310–20.
3. International Committee for Monitoring Assisted Reproductive Technology – ICMART. World report: assisted reproductive technology 2003. Fertil Steril. 2011;95(7):2209–22.
4. Hoyle D. ISO 9000 quality systems handbook. 6th ed. Oxford: Butterworth-Heinemann; 2009.

第2章　质量管理体系

Silveraldo Mendes

什么是管理

　　管理可以定义为"行政管理"，可总结为一群拥有"公司业务成功"这一共同目标而在思想和行为上相互作用和影响的人。为满足人们的某些需求，公司进行一系列活动，制造并提供相应的产品或服务。公司可以是公立的或是私营的，可以有或没有利润。

　　所有的消费者都对满足需求感兴趣。然而，普遍意义的期望就是获得满足感和愉悦感。在消费某项产品或服务时，消费者希望获得某种成就感，换句话说，就是物有所值。

　　当消费者的需求被完全满足时，他才会认为真正值得。因此，我们可以说，服务提供商、公司、自主创业者或者其他组织应使用正确的方法满足顾客。但是，在继续推进这种普遍的情感需求之前，让我们认真思考一下。这种感觉确实美妙，但是消费者如何感知到？显然，无人可以准确回答这个问题；否则，他就可以高价出售了！但是，有一个方面每个人必须关注，与技巧和神奇的公式无关，那就是"质量"。

什么是质量

　　质量是一个主观的概念，是每一个个体的直觉，直接受文化、心理模式、产品或服务类别、需求和期望等这些因素的影响。大多数人以外表评价产品的质量，而另一些人以价格或者材质来评价。但是，唯一能客观评价和衡量质量的是"流程"。对于流程，我们可以应用国际化的方法学和要求来控制，它们有的已通过认证标准而传播，比如ISO 9001、ISO 14001、ISO 26000、OHSAS 18001，分别指导质量管理、环境管理、社会责任、职业健康和安全等。但是在讨论标准、要求、资质之前，需要理解什么是"流程"以及"流程"为什么在质量管理中如此重要。

什么是流程

　　利用资源将原材料、物品或简单的劳动（输入）转变成产品或服务（输出）的一项或一系列活动可以被认为是一个流程。如果一个组织想要高效运转，必须确定和管理众多相互关联的活动和流程。通常，一个流程的输出就是下一个流程的输入。流程也可以

S. Mendes, M.A. (✉)

Process and Member Services Department, GS1 Brazil - Brazilian

Association Automation, São Paulo, Brazil

e-mail: silveraldo.mendes@gs1br.org

由一系列子流程组成。这个概念可适用于所有领域，如行政、医疗和制造业。

以下是一个流程的组织结构范例。

我和妻子搬到了一个新城市。为了孩子的入学，在咨询了众多学校后，我们接受了一个各方面都符合要求的学校的信息。我们关注的是教师素质、课程、学生表现的评价体系、膳食、安全等，此外还有学生和家长出入口处的流向管理。

当我们与主任安排见面时，我们注意到了从一开始就有的差异。我们可以通过网站安排日期、时间甚至地点。如果我们要求，学校可以派人到我们家里来。另一个引起我们注意的是设施和员工的视频展示。

我们选择自行前往学校会见主任。当我们抵达时，接待员按照我们个性化的要求提供了相关文件，比如课外活动、图书馆路径、餐厅菜单、家长会、社团、社会实践、交通、校服、清洁、运动场、学校供给、学生个人衣橱、网络甚至我们孩子的账户"经理"。然后，接待员将我们带到一个舒适的房间，伴着音乐，开始了与学校代表的交谈。我们随后参观了设施并收到了学费和付款计划的信息。

当孩子们入学后，我们获得了由学校给予的所有设施的登录卡、登录名和密码，可以通过学校的网络来监督这些服务。孩子们得到了一个欢迎包，包括从校服到学校供给，还有 GPS 芯片指示学校建筑位置，还包括各种设施、日程安排和活动的详细信息。

通过网络，我们可以获得孩子们"账户"的任何细节，还可以得到学校每季度与国家和国际水平对比信息，可以帮助我们评价学校教育水平是否均衡并评估学费是否物有所值。

到校第一天，孩子们的"账户"经理在校门口等候他们，帮助他们融入其他学生和老师之中。安装在他们校服内的芯片，可标记孩子们在校位置，可以确切地知道是否到达或离开某设施。当孩子们打开衣橱，所有的学校用品都在里面。课程准时在7：30开始，10点茶休，12：30午餐。鼓励学生们自由选择参加体育活动，但是一直有专业人员监督。

安装跟踪系统后，账户经理和教师们可以跟踪孩子们的行程。当进入教室或其他设施时，学生们就已经收到下一步该怎么做的相关指导了。

有一个定期与家长接触的专业团队会评估各项情况是否进展良好，并就孩子们的成长，包括学业和行为，提供一份简报。

这是一个虚拟的故事，或者是一个父亲的期望。这个机构并不存在；然而，如果有，这个机构会通过"流程"来管理。一个团队将协助家长，使整个流程与众不同。这个操作流程从家长和学生入学前就开始，并一直持续。

让我们回到中世纪来看一个流程，想象一位工匠为了制作一件巨作，从原材料购买到交付成品的流程。当我们绘制并确认这个流程中每一个子流程和相关行为（输入和输出）的流程图，我们将能完全理解并控制整个流程。

为什么流程在质量中如此重要？

当我们定义了质量到底对业务意味着什么的时候，我们就能评估一系列的流程和子流程是否是为获得质量而设计。正如之前讨论过的，质量是一个主观的概念，记住这一点非常重要。这就是为什么要关注持续改进的原因。

由于质量改进是持续的，一定不是一成不变的；因此，了解所有构成我们业务的步骤（流程和子流程）非常重要，可以对流程进行必要的改变，并及时、安全地更新。但是，如何知道我们所做的改变是正确的呢？例如，绩效指标将流程根据效益和效率分类，帮助我们监督质量，并提供可衡量的数据帮助我们做出决策和改正措施，另外还帮助我们确定完成任务所需的资源。图 2.1 显示一个流程图模型

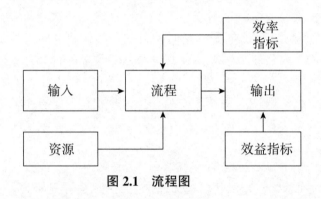

图 2.1　流程图

效益和效率指标之间的概念差别可以用一个例子说明。"麦克是 ALFA 公司的产品经理，该公司产品占有部分市场份额。约翰是 BETA 公司的产品经理，也生产这部分产品，但能源消耗减少 10%。在这个例子中，如果目标仅仅是生产的话，他们都是有效益的，但是约翰效率更高。"指标将使我们能够持续地完善并改进流程，强化"流程管理"的概念。

一旦理解了管理、质量和流程的概念，就会了解改进的固有框架，并学习一些要求、方法和工具以帮助业务取得成功。应用"一些"这个词汇表明持续改进是永恒的，质量是主观的。常识和直觉仍然是卓越管理的精髓。为了更好地理解，以下的例子将展示"准备烧烤晚会"所需的资源和指标（图 2.2）。

要求、方法和工具

ISO 9001 描述了质量管理中被广泛接受和传播的国际化要求，适用于所有的经济体，无论其提供何种产品或服务。建立和实施质量管理体系需要遵循一些步骤。

1．确定客户和其他方的需求和期望（比如法律、行业条例）。

2．建立机构质量方针和质量目标。

3．确定流程和责任以达到质量目标。

4．确认并提供必要资源以达到质量目标。

5．建立每一个流程效率和效益的评价方法。

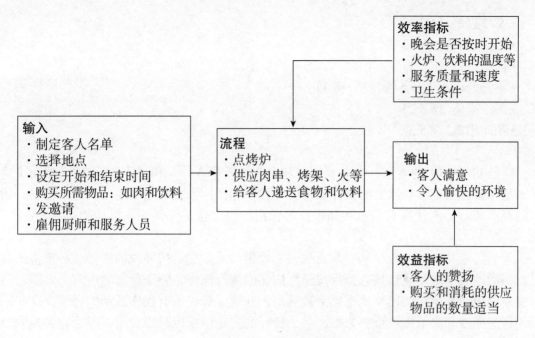

图 2.2　流程图实例

6．运用这些评估工具确定每一个流程的效益和效率。

7．确定方法，预防不符合项及去除导致不符合的原因。

8．建立并实施质量管理体系持续改进的流程。

一家机构应用了早前版本的方法，但它建立了可信的产品质量和流程，给持续改进打下了基础，进而提高了顾客满意度。

现行 ISO 9001 版本于 2008 年底批准，加强了与 ISO 14001（环境管理）的兼容性。然而，这个版本中一个重要的变化是设立了"除外"的概念。由于机构或产品的特性，有些标准要求并不适用，允许将这些标准"除外"，这样适当的调整可确保其覆盖多领域或普遍使用。

ISO 9001 只提供给每个国家的代理机构，不允许复制。它包含以下项目：

• 第 1 ~ 2 页：前言 / 介绍

• 第 3 页：目的 / 范围 / 引用标准 / 术语和定义

• 第 4 ~ 12 页：要求

　—第 4 部分：质量管理体系

　—第 5 部分：管理职责

　—第 6 部分：资源管理

　—第 7 部分：产品实现

　—第 8 部分：测量、分析和改进

• 第 13 ~ 20 页：ISO 9001 与其他标准的对应表格

• 第 21 页：参考书目

标准所需的 6 个文件是：

- 文件控制（4.2.3）
- 记录控制（4.2.4）
- 内部审查（8.2.2）
- 不符合产品 / 服务的控制（8.3）
- 纠正措施（8.5.2）
- 预防措施（8.5.3）

　　除了 ISO 9001 的要求，有必要制定和实施"质量方针"和"质量手册"。然而，这并不意味着这些是唯一需要的文件。将所有程序和操作常规适当描述后，每个机构必须评估整个流程，能让所有信息和知识资本保留，因为这是任何一家机构的"主要资产"之一。

　　为了实施 ISO 9001，机构必须首先表明要做什么，然后按照说的去做。必须将所有进行的活动写下来，然后核查是否按照所描述的进行操作，验证所写的内容。这样，所有流程的控制和运转的模型从本质上被巩固，并建立登记所有操作活动的习惯。这些记录为可追溯性和决策提供重要数据。一个良好的实施体系能减少费用，因为它能减少浪费和错误。

　　标准借助各自的要求可持续发展，因为它们支持经济有效并保护环境的行为是当前一个非常重要的主题。

　　一些咨询公司在辅助一些机构执行 ISO 9001，分享关于书写文件和管理信息的最佳实践。然而，强烈推荐组织内部成员学习并帮助实施标准，促进内部文化的传播。管理者应评估需求，利用外部或内部资源，在公司应用最佳的实践。

　　无论采用什么策略，当机构正确实施并传播相应的 ISO 9001 要求后，应选择一家认证公司进行审核并认证实施的质量管理体系。证书通常 3 年有效，并经过阶段性审核以维持认证。审核的目的是为了证实体系是否有效并及时更新。

质量工具和方法

　　当我们求助一些方法和工具时，质量管理会更容易理解和实施，但管理者的伟大盟友，如信息、知识和直觉才是成功的主要支柱。比如，一个管弦乐队，每一件乐器都有它自己的声音，只有当娴熟的音乐家和谐演奏加上指挥的指令才能创造美妙的音乐。做个类比，乐器正如方法和工具，音乐家为员工，指挥为管理者。根据曲调选择乐器，正如管理者根据所要达成的目标选择方法和质量工具一样。为了尽可能从流程获得更多的知识，乐器（方法和工具）合奏一定要和谐。下面展示了一些质量方法和工具。没有呈现细节，只想向读者展示我们已经拥有哪些方法和工具。如果想获取更多的信息请参考本章所附文献 [1-7]。

质量工具

Pareto 图

　　目的：对需要解决的问题排出优先次序（图 2.3）。

- 选择需要比较的问题
- 选择数据比较的标准
- 选择分析的时间段
- 从每种分类收集数据
- 每种分类出现频率的比较
- 按照降序记录总数
- 计算各种选择的分类的百分比

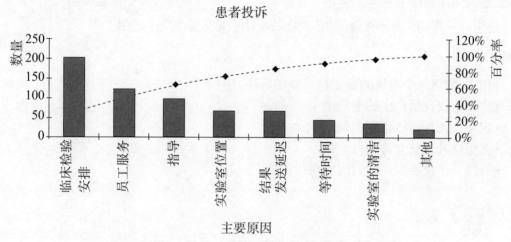

图 2.3　**Pareto** 图：患者对临床检测投诉的主要原因

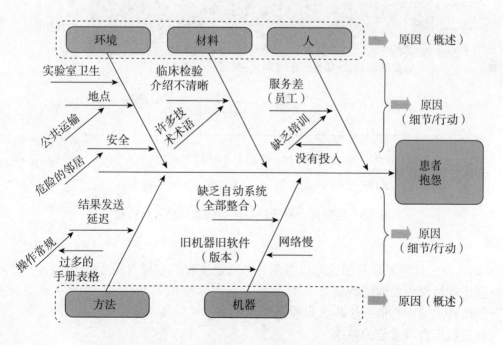

图 2.4　原因和结果图解：患者投诉的可能原因分析

因果图

目的：对导致非期望结果的因素排出优先次序（图2.4）。

- 清晰地描述问题
- 头脑风暴并记录相关数据
- 将给出的问题画出图示
- 显示原因的分类
- 通过分类，将头脑风暴结果分组
- 遴选出小组中最重要的原因

记住：一直问"为什么会发生"，在答案中获取发生问题的原因。

控制图

目的：监督一个流程的稳定性或非稳定性（图2.5）。

- 定义该流程所产生的平均值
- 定义该流程所能达到的最大变异
- 获得这种规格允许的最大值
- 画图并记录在统一的时间段获得的值

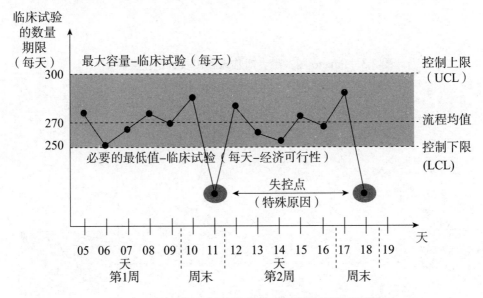

图2.5 控制图：每天的临床检验数和经济可行性

直方图

目的：演示如何呈现一组数据以提示一个特定流程的变异（图2.6）。

- 登记在流程中发现的数值
- 围绕特定的中心值一步步收集数据
- 登记数据自身重复的频次

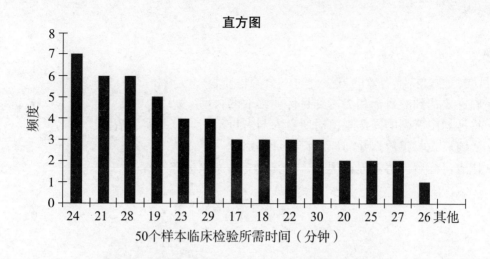

图 2.6　直方图：一个时间段临床检验所花费的时间

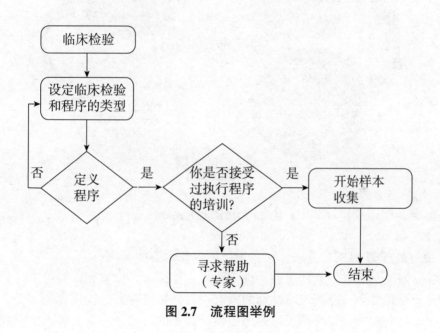

图 2.7　流程图举例

流程图

目的：将流程形象化，辨识改进机会（图 2.7）。

- 收集被研究的流程的所有信息
- 画出当前的流程图
- 研究关键点，画出理想状况下必须遵循的流程图
- 比较并分析二者的不同

13

质量方法

PDCA

目的：通过持续有效的方法，对一个流程监督、改正和提高（图 2.8）。
- 确立要达到的目标和为达到目标要采取的行动
- 将计划中所列的操作规范对所有参与者进行培训，并实施流程
- 实施后，收集数据并与原制订的计划对比
- 达成目标后，将流程正规化，将其设立为一项标准

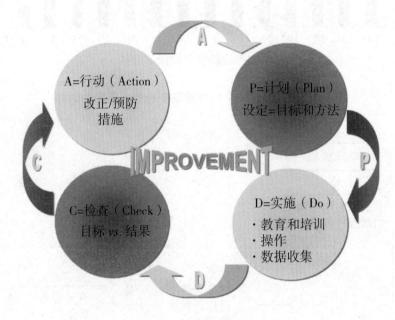

图 2.8　PDCA 方法学

为了更好地理解 PDCA 方法，让我们回到烧烤聚会的实例：
- 计划 = 列客人清单，选择地点，确定将提供什么，买食物和饮料等
- 实施 = 召开聚会，遵从先前计划的所有项目，接待客人，提供食物
- 检查 = 检查食物和饮料是否适当地提供，购买的数量是否合乎客人的需要，等等
- 行动 = 如果服务生慢了，要求更快一点；如果饮料温度不合适，提供更多或更少的冰块，等等

您可以将另外两种称为 6 Sigma 和 BSC（Balanced Score Card，平衡计分卡）的方法与 PDCA 结合起来，在组织管理模式中实现突破（图 2.9）。

BSC= 支持机构指标的优先次序和管理（图 2.10）。

既然这种方法能识别并监督流程和组织战略，为了更好地理解，请看以下例子。浅色代表结局指标或者团队指标优异；灰色代表警戒状态，表示指标可接受但是需要监督；黑色代表指标远离期望或要求的目标，需要调查，寻找原因并纠正问题。这是一个布告板，里面颜色的深浅帮助决策和监督先前计划的结果（图 2.11）。

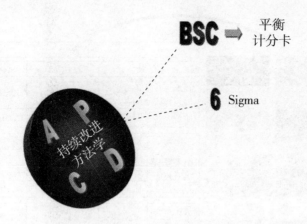

图 2.9　BSC（平衡计分卡）和 6 Sigma

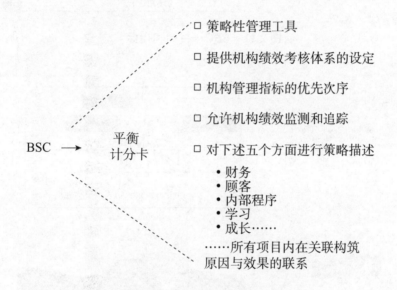

图 2.10　BSC—Balanced Score Card

6 Sigma：这是一张普通的示意图，帮助我们将工具分类从而提高质量、减少变异（图 2.12）。表 2.1 是一个更加稳定很少失败的流程。

表 2.1　更稳定流程的例子

组织每年有 254 000 客户访问（来源：呼叫中心）	
99%—偏差（成功）	6 Sigma—99.9999998%（偏差 / 成功）
每年投诉访问 2250	每 19 年投诉访问 1

6 Sigma 和平衡计分卡法用于 PDCA 的如下阶段：

6 Sigma = 行动期，因为获得的结果启动了一个新循环，制定改进措施，重新确立期待的目标。

BSC = 控制期（检查），因为指标盘为做出决定提供数据并随后直接改进行动。

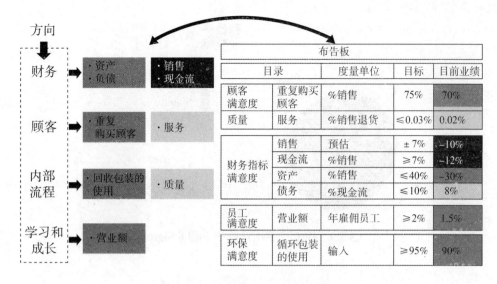

图 2.11　BSC—目标和指标

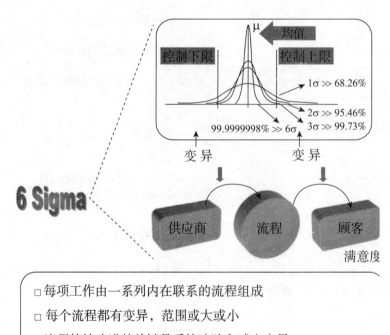

图 2.12　6 Sigma

结论

公司提升质量的第一步是根据自身战略和愿景确定核心流程。随后，正如本章所示，运用工具和方法确保质量，然后实施持续改进。只有涵盖子流程的流程图才对持续改进真正有价值。

另一个相关方面是为流程和子流程明确相应的指标和目标，必须阶段性实施监督。如果我们不知道获得的结果，如果我们不将结果和之前设定的目标做比较，我们就不会提高。

ISO 9001（质量管理）认证是一项完美的资源。通过其诸多的要求，ISO 9001 为持续改进明确了清晰的系统化管理。书面程序和常规就机构运行系统提供了及时更新的细节，并在维持知识资源的同时提供总的可追溯性。

开始时花很多时间学习质量管理、流程、标准、质量工具和方法的概念。但是，当所有项目实施后，将会惊喜地看到收获了多少、公司又是如何改进的。建立质量管理体系需要做大量的工作，尤其当公司结构较差时。然而付出终将获得丰厚的回报。

（吴红萍 马彩虹 译 乔 杰 审校）

参考文献

1. Besterfield DH. Quality control. 8th ed. Upper Saddle River, NJ: Prentice Hall; 2008.
2. Evans JR. Quality and performance excellence. 6th ed. Mason, OH: South Western Cengage Learning; 2010.
3. Kaplan RS, Norton DP. The balanced scorecard translating strategy into action. 1st ed. Boston, MA: Harvard Business School; 1996.
4. Mitra A. Fundamentals of quality control and improvement. 3rd ed. Hoboken, NJ: Wiley; 2008.
5. Pande P, Holpp L. What is six sigma? 1st ed. New York, NY: McGraw Hill; 2001.
6. Tague NR. The quality toolbox. 2nd ed. Milwaukee, WI: American Society for Quality, Quality Press (ASQ Quality Press); 2005.
7. http://www.iso.org

第3章　从何处开始

Fabiola Bento

使命陈述：我们为何存在

使命这个词当下非常流行。启动质量管理体系的一个好方法就是明确任务的使命。即使在一个没有质量管理体系甚至没有任何质量控制的小企业都有其使命。然而，这看起来似乎非常简单，但是它却是建立一个好的质量体系的非常重要的步骤之一，因为其他任何工作都将直接根据使命来定义。

使命的阐述必须非常清晰：
• 您要做什么？
• 您要怎样做？
• 谁是您的客户群体？

首先阐述的是您为什么以一个企业的形式存在。"我们为何而存在"是一个基本的问题。一旦您回答了这个问题，您就可以进行更深度的思考。如果您不清楚您到底要做什么，或想做什么，您怎么能知道您想怎么做，甚至如何保证其质量？首先考虑您中心提供的服务。仅仅是 ART 治疗或任何将提供的其他服务？例如，大多数 ART 中心也提供诊断，因为不是所有的患者都需要通过 ART 技术才能达到受孕目的。非常清晰地阐明您在做什么或想做什么。

随后，确定您如何去做。描述正在应用什么技术，中心的目标是什么，您的人生观，您如何运行您的业务。

最后，确定您的患者是谁，和（或）什么样的患者是您想要的。一些国家仅治疗异性夫妇、单身母亲等。不管您遵循什么规章，您必须确定您要提供服务的对象是谁。

一旦您回答了这些问题，将答案进行总结并写出"使命"。可能并不容易，而且比预期需要更长的时间。无需着急，使命可以不断修改，目标可以改变，但必须确保第一个使命对您的目标而言切实可行，因为使命将确定质量管理体系的目的。

下面是作者们（FB & SE）所在的 ART 中心使命陈述的一个例子。

F. Bento, B.B.A., M.B.E. (✉)

ANDROFERT, Andrology and Human Reproduction Clinic, Campinas, SP, Brazil

e-mail：fabiola.bento@androfert.com.br

我们的使命是帮助那些不孕夫妻成为父母，特别是全部或部分因男方因素引起的不育。应用所有可利用的技术资源，通过咨询、诊断及治疗，提供卓越的个体化专业服务。

通过这个使命，我们可以回答以下的问题：
- 我们要做什么：帮助夫妻成为父母。
- 我们的服务对象是谁：不孕症夫妇，特别是那些完全或部分与男方因素相关的不育夫妇。
- 我们要怎样做：通过咨询、诊断、治疗及应用所有可利用的技术资源。
- 我们提供什么样的服务：卓越的个体化专业服务。

以上仅仅是举例说明来阐明使命的陈述。阅读其他机构的使命，甚至其他领域的使命，是学习如何阐述您们自己的使命的一个好方法。使命应该概括您中心的目标，并被您的患者和工作人员认可。

下面是其他一些使命陈述的例子：

国家美术馆的使命：作为美国国家级博物馆，在艺术品保存、收藏、陈列和促进了解等工作中遵循可能的最高级别的博物馆和学术标准。
美国华盛顿国家美术馆
http：//www.nga.gov

克利夫兰医学中心的宗旨是：提供最高质量的医疗保健服务，履行教学和研究职责。
美国克利夫兰临床医学基金会
http：//my.clevelandclinic.org

一旦明确了使命，就将它呈现给您的员工。要确保员工理解了使命，这样他们就能确定自己的责任并让它融入日常工作中。向员工陈述使命是至关重要的，为正在建立的质量管理体系做好员工准备。如果员工没有准备好，质量管理体系将无法运行。培训计划的相关建议，请参见第五章。

质量方针与质量目标

在使命陈述的基础上，可以确定质量方针。质量方针通常是简洁的，可以理解为可衡量和监督的目标，通过它完成使命。

下面是作者们（FB & SE）所在的 ART 中心的质量方针。

1. 保证客户满意
2. 保证员工的专业发展

3. *持续提高服务质量*

秘诀是用简单的语句书写，并能转化成许多目标。质量方针要尽可能的简单和直接，并确保一切都可以衡量。换句话说，制定的方针在某种程度上可以被量化或检查，这样您就可以确定目标并在以后检查是否实现了这个目标。

下面示范如何应用前面的质量方针。

1. 保证客户满意

目的：满足客户。

指标：满意度调查问卷或从呼叫中心收集数据。

目标：70% 全面满意，或 50% ART 治疗未成功的患者返回治疗（确定令人满意的"患者退出率"）。

频率：指标必须经常检查；例如，每 2 个月进行满意度问卷调查的结果分析。必须明确检查的频率。

责任：质量经理负责从满意度问卷调查中收集信息。

根据收集的信息，采取措施并实施改变。重要的是，设立的目标可以真正实现并得到改进。

2. 保证员工的专业发展

目的：为员工提供定期培训。

指标：培训项目或培训投资计划。

目标：对每个员工每学期或每年提供明确数量或小时数的培训。

频率：每学期或每一年。

责任：质量经理和机构主任一起开发年度的培训项目。

培训项目通常基于员工的需要，包括会议、代表大会、培训课程、专题研讨会、讲座及其他各种能增加知识的方式。经理负责收集信息，测算所有部门的需求，根据包含的成本评估该培训项目的可行性。培训耗费金钱，所以不给那些您负担不起的培训课程和会议作计划，因此也不会派任何人去参加。

3. 持续提高服务质量

目的：改进实验室操作，投资基础设施和设备，完善质量管理体系，提高总体性能等。

指标：IVF 及男科学实验室的质量方案（详见本书第二部分）；投资计划确定购买的新设备，提供培训项目，参加会议等；定期记录内部或外部的审核报告、不符合项及预防措施。检查数据，例如每天的 ART 周期数和结果，并立即检测偏差。

目标：分析实验室绩效的特定参数，每年花费一定数量的资金用于基础设施改善和（或）新设备的购买；加强预防措施、减少不符合项；确定每月的妊娠率，而不是更长时间的妊娠率分析，从而能更快速地发现偏差。

频率：实验室数据每 2 个月分析一次，投资计划每 6 个月检查一次，审核每 6 个月进行一次，数据每天检查。

职责：技术人员及胚胎学家有责任报告特定时间段的参数，实验室主任及质量经理可以分析所有数据。质量经理验证投资计划，并每天监督执行情况。

采取措施来改正偏差，如必需，可购买新设备，必要时增加额外的培训等。

质量方针与使命同样重要（图 3.1）。质量方针决定质量管理项目的重点，展示目的，设置目标，随后帮助构建监测系统。有时可能确定了目标，但是却感觉没有指标。例如，如果您的质量方针令您的客户满意，而且目标是满意度达到 60%，但没有使用满意度问卷调查，您怎么确定您已经完成了质量方针？您可以创建一个问卷或其他工具来监测。

质量方针和质量目标					
方针	目的	指标	频率	责任人	目标
保证客户满意	使客户满意	满意度调查问卷	三个月一次	经理助理	80% 满意
	使客户满意	满意度检查	两个月一次	护士	50% 患者痊愈
不断提高服务质量	提高实验室绩效	实验室报告	两个月一次	IVF 胚胎学家	见 IVF 质量项目
	硬件设备投资	投资计划	每年一次	总经理	见年终报告
	改进 QMS	内部审核报告	每年一次	质量经理	减少不符合项的数目
	改进 QMS	不符合项和预防措施	每年一次	质量经理	减少不符合项并增加预防措施
	提高总体绩效	管理报告	每月一次	质量经理	提高结果
保证员工专业发展	提供定期培训	培训项目和投资计划	每年一次	质量经理	见计划

图 3.1　质量方针和质量目标

不符合项

在质量管理体系中一个好的收集信息的方法是登记不符合项。不符合项是指与已建立的标准和要求偏离的所有事件。例如，客户的投诉、使用校准过期的设备、日程的不断延迟、检查结果的延迟，等等。这些可能由于沟通、文件、培训、设备及材料中存在的缺陷引起。

这也是开始的一个好方法，因为它能让员工不仅解决问题，也能让他们思考其原因，因此从根本上解决问题并避免再次发生。此外，这是一个融入所有员工的好方式，因为任何人可以公开不符合项，并通过此操作发现许多缺陷。

例如：不明确的流程可能会导致产品或服务的不一致，随后可出现投诉，最终可产生不符合项。客户的投诉可以帮助找出缺陷和改进的机会，可能由于缺乏信息引起，从而导致错误的期待。尽管从内部已经建立的体系看不存在缺陷，因此没有典型的不符合项，这也可能显示与客户的沟通方式上存在弱点。比如，如果您一直以为护士电话向患者告知妊娠测试结果是好的方法，直到一位患者提出期望医生告知妊娠测试结果。因此，这种类型的信息必须清晰地告知患者，才不会引起患者的投诉与不满。

然而，适当的员工培训也非常重要，因为解决"错误"并不容易。不能把不符合项看成批评，而应是一次改进的机会。很多人并不这么看，因此必须设立培训项目。对一些人而言，团队工作并寻找持续改进是一件自然的事，但对其他人，需要花费时间和准备去接受。

这里有一些不符合项登记表的模板，但这些模板只涵盖了一些基本项目。

不符合项目登记：

1．日期；
2．不符合项的报告人；
3．发生的区域或影响的流程；
4．不符合项的来源，例如，内部监测还是患者的投诉；
5．描述监测到的问题；
6．如果有，记录立即采取的行动。

改正措施：

1．原因分析；
2．建议的改正措施；
3．改正措施的批准及实施，责任和实施期限。

改正措施的有效性：

1．改正措施是否有效；
2．如果无效，检查是否出现新的不符合项；
3．日期；
4．负责分析的人员姓名。

登记不符合项的形式并不重要。可以是手写的形式或者是计算机系统（图 3.2）。无论选择哪种形式，不符合项要清晰地记录，让员工清楚明了，而且容易交流沟通。重要的不是登记不符合项，而是怎样更好地解决问题。当一个不符合项被记录，必须直接将其发送到负责的区域做适当的源头分析并提出改正措施。团队分析更优于个人分析，分析中要注明何时决定采取何种改正措施。实验室主任和（或）质量主任应该参与，因为他们将随后检查该措施实施的有效性。

不符合项及改正措施登记表	
不符合项	
时间： 区域[1]： 来源[2]： 描述： 提议者姓名首字母：	
即刻措施	
描述： 操作者：	
原因分析	
描述： 分析者姓名首字母：	
建议的改正措施	
描述： 提议者姓名首字母：	
采取的改正措施	
描述： 实施时间： 参与人员：	
质量管理	**临床主任**
日期： 签名：	日期： 签名：
随访	
（　）改正措施有效 （　）改正措施无效。新的改正措施 _____ 日期： 实施者首字母缩写：	

[1]，IVF 实验室、男科学实验室、行政机构等

[2]，满意度调查问卷、检查区域、患者投诉等

图 3.2　不符合项及改正措施登记表

已有许多解决问题的工具，可以用于发现问题的根本原因，具体见第 2 章。8D 方法也用于问题的解决[1]。它创建于几年前，因适用所有情形和领域，目前仍在应用。此方法主要包括：

1. 应用团队工作法（来自一个领域的一组人，拥有解决问题和实施改正措施的相

关知识)；

2．描述问题；

3．实施短期的改正措施（立即执行）；

4．确定或验证根本原因；

5．选择或验证永久的改正措施（如果有必要，确认短期改正措施和确定其他措施）；

6．实施或验证永久改正措施（确定需要的永久性改正措施）；

7．防止再发生（通过培训、审核流程或工作程序等）；

8．表彰团队（加强团队内部成绩的沟通、分享知识、宣传）。

图 3.3a,b 是作者们（FB&SE）所在 ART 中心登记的一些实践中不符合项的例子。

a

实践举例 1	
不符合项	
时间：2007.9.18 部门：男科学实验室 来源：患者投诉 描述：患者在约定的时间向 Z 医生报告的精液分析报告上他的年龄是 33 岁，而他真正的年龄是 35 岁，因此患者质疑这份报告的准确性。 提议者首字母：Z 医生	
即刻措施	
描述：立刻通知技术员并要求核查发生的情况。 操作者：Z 医生	
原因分析	
描述：在收集精液样本时患者填了一份表格，而患者所填的年龄就是 33 岁，因此实验室并没有做错。 首字母签名：男科学实验室技术员和质量经理	
该不符合项没有继续	
质量经理	临床主任
日期：2007.9.19 签名：	日期：2007.9.18 签名：

图 3.3a　不符合项及改正措施登记表——实践举例 1

b

实践举例 2

不符合项

时间：2010.5.4

部门：IVF 实验室

来源：部门检测

描述：从 X 公司购买的培养液运输过程中的储存温度超过了产品建议的保存温度水平（2 ~ 8℃），而设备 EL-USB-02 的数据记录器确认在运输过程中温度波动在 10 ~ 14℃。

提议者首字母：胚胎学家 S

即刻措施

描述：立刻通知临床主任，告知 X 公司相关问题，要求更换在规定温度运输条件下收到的新培养液

操作者：胚胎学家 S

原因分析

描述：显然包装箱中放了太多的聚苯乙烯导致培养液与冰块分离，因此导致培养液受热

提议者：胚胎学家 S

建议的改正措施

描述：2010.5.6 会见 X 公司代表，决定用塑料包装代替聚苯乙烯，同时选择更为快捷的运输公司

提议者：胚胎学家 S 和质量经理

采取的改正措施

描述：2010.5.6 更换了培养液，2010.5.13 开始应用新的包装材料并获得了满意的结果，同时更换了更加快捷的运输公司

实施时间：2010.5

参与人员：胚胎学家 S 和质量经理

质量经理	临床主任
日期：2010.5.4	日期：2010.5.4
签名：	签名：

随访

（×）改正措施有效

（ ）改正措施无效。新的不符合项＃ _____

日期：2010.8.30

提议者首字母：质量经理

图 3.3b　不符合项及改正措施登记表——实践举例 2

预防措施

当员工成功登记并解决不符合项后，他们就会进一步思考并尝试提出预防措施。这需要涉及各项工作如何进行的相关知识，然后才能在错误发生之前发现问题。久而久之，相关人员就可以检测到可能导致不符合项的某些特定条件、情形或环境。因此，预防措施就是消除这些潜在的不符合项而采取的措施。

不考虑对质量体系的承诺，我们观察到没有人愿意失败，这是非常重要的。因此，经过一段时间并积累一些经验以后，提出建议来改进工作并预防不符合项并不困难。最困难的是培养您的员工具有批判的眼光，并能预见他们所做的工作中可能出错的地方。

举一些不符合项的例子：

1．假设您中心实施的周期数增加了，甚至胚胎学家人数是适当的，但已经达到极限。如果一个胚胎学家病了不能来工作，而您知道其他的胚胎学家不能应付相应的工作量，您会怎么做？

2．您们中心应保持库存储备以备将来之需，防止万一物流有问题出现的供应短缺。然而，现在用一个月的时间来接收新的供应，而以往仅用一周。您的最低库存能满足一个月的延迟吗？您应该重新分析数据并确定新的限度吗？

3．您的一位秘书即将退休。您雇佣了一位新的秘书并安排培训，但她并不适应您们的日常安排。您尝试了一位又一位，却没有满意的人选。您在适当的时间没有找到您想要的人选，潜在的问题是什么？您能否在内部做些什么，比如一个新的任务分配方案，以预防这位有经验的秘书离开后问题的发生。

潜在不符合项的监测能促进对常规、程序甚至日常行为的分析。致力于预防措施正是质量管理最应该做的。这极其重要，因为改正措施重点解决已经发生的质量问题，而预防措施关注提高质量，因此符合任何质量体系的基本原则——"持续改进"。

预防措施的登记和不符合项类似（图3.4）。基本上包括以下几个方面：

登记潜在的不符合项：
1．日期
2．发现者的姓名
3．可能发生的区域
4．潜在问题的描述
5．潜在问题原因的描述
6．建议的预防措施

预防措施登记表	
潜在不符合项	
日期： 区域[1]： 描述： 提议者姓名首字母：	
原因分析	
描述： 提议者姓名首字母：	
提议的预防措施	
描述： 提议者姓名首字母：	
采取的改正措施	
描述： 实施日期： 参与人员：	
质量经理	**临床主任**
日期： 签名：	日期： 签名：
随访	
（　）改正措施有效 （　）改正措施无效。新的不符合项＃ _____ 日期： 提议者首字母：	

[1]，IVF 实验室、男科学实验室、行政管理机构

图 3.4　预防措施登记表

预防措施：

1．建议的措施被批准

2．实施日期

预防措施的有效性：

1．预防措施是否有效

2．如果无效，登记新的预防措施

3．日期

4．责任分析人员姓名

预防措施不应该被低估，并且需要随时鼓励。有时候潜在的不符合项看起来并不很严重或没有引起严重的问题。然而，应该小心不要打击您的员工。管理者最主要的责任是听取员工意见。一些东西看似没有那么重要，却影响一些工作，如表现出对员工意见的不尊重，会使他们消极并使您的质量体系处于危险之中。

满意度调查表

满意度调查表是您和患者之间沟通的最好的方式之一。在很多文化中，投诉是不礼貌的，即使是发生了真实的问题，而且真正的形式上的投诉是不被接受的。在一些地方，人们从不投诉。因此，如果患者不满意，他们常常会选择另一家医院而不是投诉他们的不满。

因此为了提高工作质量，我们必须掌握患者对我们提供服务的总体满意度的相关信息。很多时候，甚至对我们的患者来说确实缺少一些东西时，我们仍然相信一切都很好，因为没有人愿意不成功或者成为不好的 ART 中心。

Human Reproduction 最近刊出一项调查显示：医生会更关注妊娠率而不是患者本身。另一方面，患者寻求"以患者为中心"的服务是转院的一个重要原因。本项研究提出一个信号，也许我们高质量的定义与来自患者的定义不同。作为 ART 中心，倾向关注结果；然而，结果固然重要，我们却不能忽略患者的需要。

近来，"以患者为中心"已经在全世界范围的很多会议中进行讨论。的确，理解患者是令患者满意的至关重要的因素。这里没有规章，巴西患者想要的与非洲患者想要的完全不同；即使在同一个国家，需求也是不同的；患者在公立与私立医疗机构对服务的期望也不同。

同样地，满意度调查问卷也可以因不同的时间和地点有所不同。ART 中心的满意度调查问卷应该包括他们想了解的方面的相关问题并相信可以改变或改善。例如，了解您的患者对您的管理人员是否满意十分重要，您可以给他们安排如何处理患者的诉求的培训，或有时您甚至可以解雇一名没遵守以前建立的规则和常规的员工。

另一方面，如果您的中心采用了国际标准，没有必要了解您的患者是否满意中心的妊娠率。虽然所有 ART 中心的目标是帮助每一对夫妇怀孕，但我们知道我们的技术是有局限性的。遗憾的是，不是所有患者都能怀孕。显然，大多数患者会对妊娠率不满意。

下面几项和图 3.5 举例说明了满意度调查需要包括的内容。

1．对医生的满意度：等待时间、是否专注和全心全意；
2．对基础设施的满意度：清洁度、接待室及服饰；
3．对接待人员的满意度：工作热诚、专业精神及电话服务；
4．对护士服务的满意度：工作热诚及对药物的解释；
5．对管理人员的满意度：工作热诚及对相关收费的解释；
6．对实验人员的满意度：如果与患者有接触；
7．对麻醉人员的满意度；
8．其他提供相关的服务的方面。

满意度调查问卷——IVF 治疗

1. 您的医生的姓名：

2. 对清洁度及环境的满意度：

	非常满意	满意	不满意	非常不满意
接待室	○	○	○	○
检查室	○	○	○	○
服装	○	○	○	○

3. 对行政人员的满意度

	非常满意	满意	不满意	非常不满意
解释和花费	○	○	○	○
热情程度	○	○	○	○

4. 对护士的满意度

	非常满意	满意	不满意	非常不满意
热情和帮助	○	○	○	○
操作前后的帮助	○	○	○	○

5. 对麻醉师的满意度

	非常满意	满意	不满意	非常不满意
热情和帮助	○	○	○	○
操作前后的帮助	○	○	○	○

6. 对 IVF 员工的满意度：

	非常满意	满意	不满意	非常不满意
卵裂期胚胎的信息	○	○	○	○

7. 您经历了多少个 IVF 周期

0 个	1 个	2 个	3 个
○	○	○	○

8. 假如您去过其他 IVF 中心，相比其他中心您如何评价我们的服务

比其他中心好	一样	比其他中心差
○	○	○

9. 假如您接受过我们的辅助健康项目，请问您觉得对您的治疗有多大帮助

	非常有用	有一点帮助	没差别	没用
针刺疗法	○	○	○	○
心理支持	○	○	○	○
营养指导	○	○	○	○

图 3.5 IVF 治疗的满意度调查问卷

10. 您对我们服务的总体满意度:

非常满意	满意	不满意	非常不满意
○	○	○	○

11. 您愿意向其他患者推荐我们机构吗?

愿意	不愿意
○	○

12. 请提出其他相关建议:

感谢您提供的信息,您的回答将有助于提高我们的服务

图 3.5 续 IVF 治疗的满意度调查问卷

所有患者应该填写满意度调查表,否则调查结果会显示错误的倾向。应该寻找一个系统确保所有患者填写问卷,这样您才能获得真实的信息。

另一个建议是不要把患者的姓名写入调查问卷。这样当患者想投诉却不想说出自己姓名时会感到舒适。要尽可能地获得更多的信息,以便更好地了解及满足患者将来的需要。

在调查问卷的信息中,可以发现潜在的不符合项或目前的不符合项,并能提出改进建议。满意度调查表要更好地为我们所用。问题必须清晰、简单,并且直截了当。问题不能太长,否则,患者不会填写完整。应该定期地修订问卷,加入新的问题或者去掉几个信息已经收集全的问题。

表 3.6 展示了一份简单的关于作者们(FB & SE)所在的 ART 中心的男科学实验室提供服务的满意度调查表。

满意度调查问卷——男科学实验室

1. 申请精液分析的医生姓名:

2. 您等待样本采集的时间有多长?

○ 0 ~ 15 分钟	○ 16 ~ 30 分钟	○ 30 分钟以上

3. 对我们工作人员的满意度(样本收集前)

	非常满意	满意	不满意	非常不满意
安排分析的	○	○	○	○
检测类型的信息	○	○	○	○
获得的指导	○	○	○	○
关于花费的解释	○	○	○	○
热情和帮助	○	○	○	○

图 3.6 男科学实验室的满意度调查问卷

4. 对我们工作人员的满意度（样本收集日）			
获得的指导	○	○	○	○
关于分析的信息	○	○	○	○
热情和帮助	○	○	○	○

5. 对取精室的满意度			
非常满意	满意	不满意	非常不满意
○	○	○	○

6. 请在下面提出任何其他相关信息及建议

感谢您提供的信息，您的回答将有助于提高我们的服务

图 3.6 续　男科学实验室的满意度调查问卷

　　这些问卷的结果应该每个月制成列表，或当您的患者比较少的时候，可以每三个月制作一次。应该分析结果并与您的员工交流，让他们了解他们的表现，以及实验室的结果。最后，沟通是质量管理体系中最重要的方面之一（详见第六章）。

（李　蓉译　乔　杰审校）

参考文献

1. 8D Approach to Problem Solving. http://6sigma6.com/8d-problem-solving/8d-problem-solving; http://en.wikipedia.org/wiki/Eight_Disciplines_Problem_Solving.
2. Empel IWH, Dancet EAF, Koolman XHE, Nelen WLDM, Stolk EA, Sermeus W, D'Hooghe TM, Kremer JAM. Physicians underestimate the importance of patient-centeredness to patients: a discrete choice experiment in fertility care. Hum Reprod. 2011;26(3):584–93.

第 4 章　明确流程和程序

Fabiola Bento

流程与程序的比较

程序可以定义成为执行任务而要依照顺序进行的步骤，例如如何进行一个实验来评估精液的质量或如何预约医生。它记录了需要执行的所有的活动，常常需要确定应遵循的顺序，从而使执行任务的路径标准化，避免技术人员和普通职员间的操作差异。

相对而言，流程更复杂些。流程着重于通过选择必须遵循的程序来获得必须达到的结果。与程序不同，流程可以描述资源和行为，通常包括决策。例如，对各患者的诊断流程能够提出一些治疗方案，可能包含不同的程序，如精液分析或血液检测。

如何描述程序

程序可以用不同的形式描述。可以文字书写，也可以用流程图展示，或者用图画表达。当确定您要用的形式后，首先要思考谁要执行这些步骤（您的听众）和怎样让程序更容易些，让执行者能理解并没有偏差地执行这些步骤。您描述一个实验程序的方式可以完全不同于您对保洁人员程序的描述，因为要包括不同的细节以及程序本身的不同的要求。

当描述一个程序时，重要的是应包括一些基本信息，可以随描述的程序的不同而不同。

1. 介绍或目的，描述程序的重要性；
2. 程序运行中的样本；
3. 应用的材料、设备和试剂；
4. 质量控制，例如，描述应该如何确保材料和试剂的质量；
5. 描述程序本身，或执行的步骤；
6. 结果解读，如果有的话；
7. 参考文献；
8. 在程序中很重要的任何其他发现或附加说明。

程序描述非常重要，但也不应让员工变成机器人。我们可以介绍什么时候在哪里需要机器。员工可以有一些灵活性，这就是为什么确定程序是非常重要的。程序需要显示何处应做决策，何时做决策是适当的。应该使人们容易跟随程序里描述的步骤，而且一旦需要，可以作出改变。图 4.1 是一个程序的例子。

F. Bento，B.B.A.，M.B.E. (⊠)
ANDROFERT，Andrology and Human Reproduction Clinic，Campinas，SP，Brazil
e-mail：fabiola.bento@androfert.com.br

预防性维护程序

一、目标

这份文件描述了临床工程和维护部的工作程序。该部门负责所有医疗和实验室设备的预防性定期维护，其目的就是除了追踪这些设备的使用状态及现存状态外，还要保证这些设备的功能和操作状态保持良好。该部门还负责修缮维护，无论何时需要，可以由本部门自己完成，或根据情况，可授权外部公司来进行。

二、部门巡查

为保证所有设备功能完好，需进行各部门巡查：

• 立即明确问题所在

• 激励维护部及团队其他人员的内部参与和合作

• 减少设备故障次数，因为一些问题可以在部门内迅速得到解决，减少支出

部门巡查由负责的工程师进行登记，他们将填写每周部门巡查表，MANUT-POP-01-01，记录何时进行了巡查以及存在的任何异常情况。部门负责人也需要在这份文件上签名认可。之后表格上交质量经理。

以下部门需要巡查：

1．IVF 实验室

2．男科学实验室

3．冷冻保存实验室

4．手术室及其附属区，如麻醉恢复室和病房

5．消毒中心

6．洗衣房和清洗间

7．发电设备

8．咨询室

为了更好地解决维护问题，可以根据设备的使用和可能的替代品，分成优先、1 级、2 级和 3 级。这些级别的建立可以提供更好的组织和灵活性，从而使部门工作更有效率。

三、登记干预措施

所有内部、外部的服务都应在临床工程师的监督下进行。临床工程师不仅要进行操作检测还要登记所有设备的干预措施。设备维护表 MANUT-POP-01-03 中记录了所有的干预信息。

四、预防性维护和校准日历

进行定期的预防性维护以及设备和工具的校准是临床工程师的职责。为保证能定期进行这些工作，临床工程师有一份校准日历 MANUT-POP-01-01。该日历每年一份，其中记录着某设备应当在哪个月份进行定期的校准。

五、SOPs

标准的常规使操作保持一致性，同时保证了测试的进行和缺陷的检测。所有设备都有其自己的 SOP。

SOP 描述：

1．必要的维护类型

2．每种维护类型进行的活动

3．内部维护还是外部维护

4．设备是否需要校准

5．维护记录或是校准时间

尽管工程师建议对那些使用频率高或容易出现故障的设备进行更频繁的维护，但所有程序都应当基于设备说明和使用指南。

图 4.1 ANDROFERT 的预防性维护程序

怎样描述流程

描述一个流程，以下几点是非常重要的：

1．将流程形象化
2．确定步骤，包括能排除的不需要的部分
3．检查这个流程中的程序，需要标准化并加以描述
4．检查您需要控制的地方
5．检查需要适当处理的缺陷

流程容易通过流程图来描述。流程图应用"基本图形"显示程序和决策。图 4.2 显示应用在流程图中的基本图形。

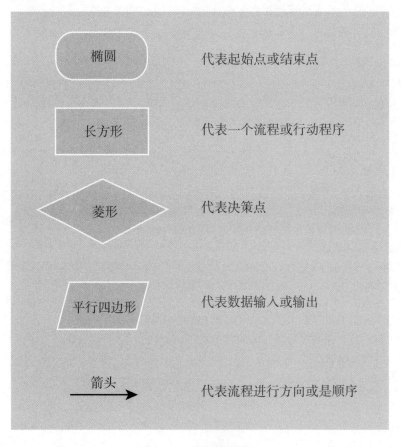

图 4.2　流程图符号

不管您是用流程图或书写的方式，流程描述非常重要，能对中心的工作如何运行有一个全面的认识，而且可以了解各流程间的相互关系。它们可以帮助解决不符合项，例如，通过它们可以看出检测的问题是否发生在登记的部门内或问题的发生是否因为在前面的程序中发生的问题。例如，实验室标记一个样本时用错了患者的姓或试验结果出现同样的错误。这真的是实验室的错误吗？或者是秘书将实验结果输入计算机的时候出现的错误呢？如果您有这种意识，您可以指出这些漏洞并增加安全程序来避免这些错误（图 4.3、4.4、4.5）。

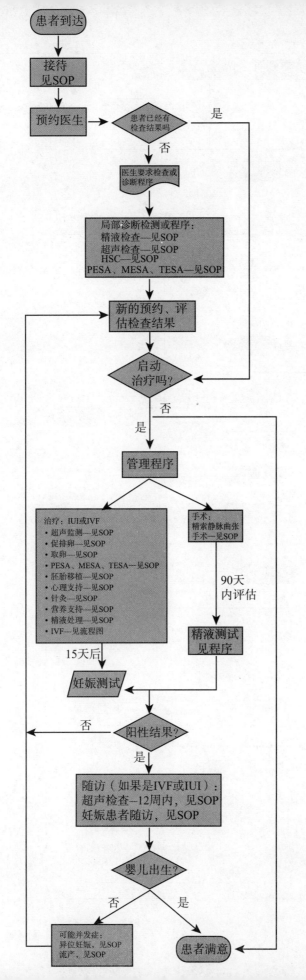

图 4.3 患者流程图

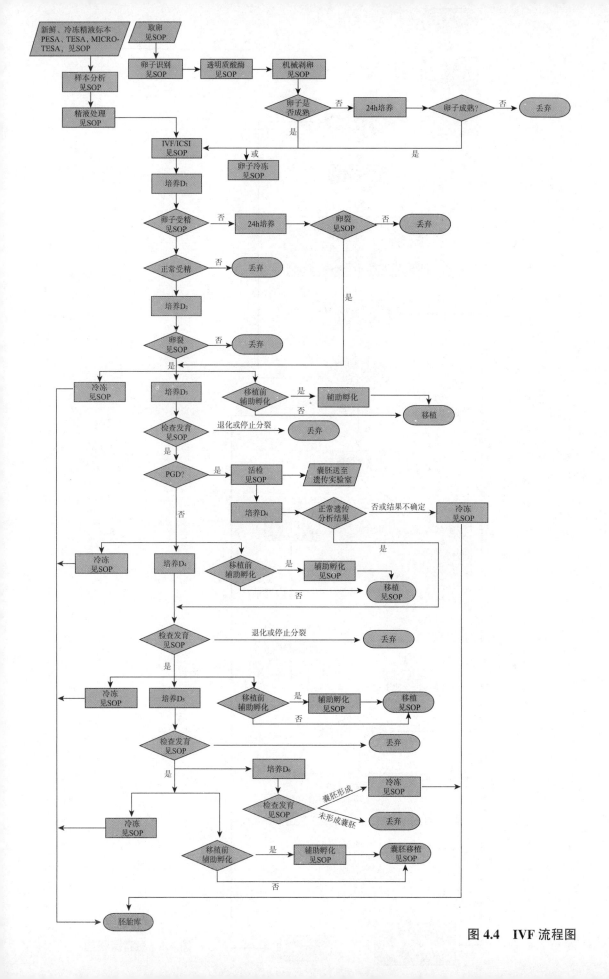

图 4.4 IVF 流程图

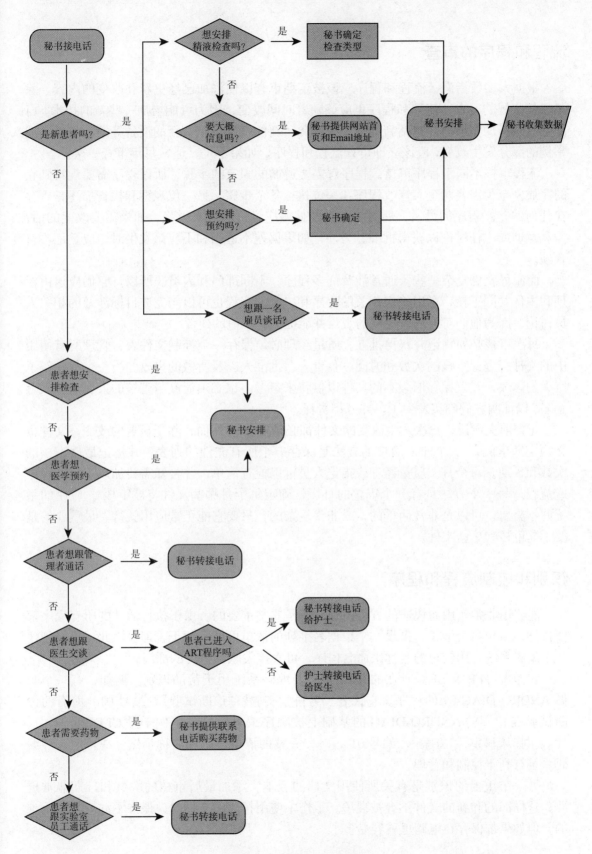

图 4.5　电话咨询流程图

流程和程序的审查

根据大多数指南，流程和程序应该被定期审查以便添加已经更新和改变的内容。除了任何法规的要求，流程和程序也应该随着时间改变，因为可能增加一些新的技术，可能建立了新的参考值，包括新的常规或资源、新的基础设施、新的设备等等。如果上述举例的部分发生改变，应该立即审查流程和程序。如果不是，通常每年审查一次。

流程审核不同于程序审核。程序有需要遵循的固定的步骤，所以程序需要观察到它的完成。至少需要两个人修改程序：一位执行各个步骤，另一位观察和检查描述是否存在任何偏差。程序的最后，所有检测到的偏差应经这两个人讨论，如果需要改变的话，需和经理或主任讨论以获得批准。另外，如果偏差不适当和不应该发生时，应登记不符合项。

而流程就更复杂一些。通常涉及许多程序、不同部门和人员。所以，它们应该由经理和主任共同审核，可以确定相关的程序和决策。流程也可以与完成目标涉及的相关人员讨论，因为他们对流程有不同的观点并能提供有价值的建议。

每次审核必须登记并获得批准。质量经理必须保存一个控制文件表，管理所有使用中的文件，登记审核的次数和时间、负责人、批准人以及所做的更改。当一个程序作了巨大的修改，建议保存旧版本的文件以供将来参考。也必须让参与审核的人在这些表上签名，以证明它们确实发生了，并分担责任。

正如前文所说，每次发生改变的文件都必须审核。然而，除了显著的改变，文件也必须定期审阅。一个非常简单的方法是保存一个所有文件的列表，并标记最后审核的次数和日期。每个月，质量经理或指定人员可以检查清单，并告知需要加以审核的程序或流程。另一个方法是有一个审核的日历，确定每个月哪些文件将被审核。应用的系统并不重要，可以是非常简单的，或非常复杂的，只要它能正常应用就行。最重要的是要不断审核和更新文件。

识别和控制流程和程序

能够用非常实用而快速的方法识别程序是非常重要的。由于执行活动的所有程序都要描述，清单将会增长，仅设一个根据名字列的清单可能不便于管理。因此，最好创建一个编码系统，用较短的名称来命名程序，可直接关联到执行的部门。

在作者（FB & SE）所在的 ART 中心，编码系统用于帮助识别。例如，有一个叫做 ANDRO-DIAG-01 的程序。它代表"男科学实验""诊断试验"，编号 01。所有的诊断试验在相同的 ANDRO-DIAG 的基础上被顺序编号。另一个例子是 CLINPROT-01，代表"临床科室""方案"，编号 01。一个完整的清单代码和名称仍然存在，但这种编码系统有利于控制和管理。

另一个重要的识别是有关所使用文档的版本。添加最后审核的次数和日期非常重要，这样旧的和新的文件不会被混淆。工作中使用打印的文档时，保持不混淆是很困难的，但如果都保存在电脑里就容易多了。

下图显示可以包含在所有文件中的标题：

男性不育	ANDRO-DIAG -01 审核 03：01/15/11

在作者（FB & SE）所在的 ART 中心，有一个计算机系统的主服务器保存所有文档，并可以在所有的工作站访问。每位用户在自己所处的部门有一个允许访问不同文档的密码。文件不允许编辑或打印。因此，我们可以保证员工只能访问使用中的文件。质量经理负责管理原始文件的安全，控制审核，保存新的版本，并确保适当的部门可以获得并使用。

如同所有的医疗文件，程序和流程都必须保存在备份系统中。安全性是一个重要的问题，如果只保存在电脑中，没有人能保证它们不丢失。备份系统解决方案应该由信息团队决定，并要保证一旦发生严重的计算机故障能恢复所有文件。

总结

程序和流程必须非常清楚地界定。它们是如何描述的并不重要，重要的是您要确保所有员工能够理解。一些国家的法规明确规定如何去做，有的国家则没有。强制性规定您可能必须遵从，或者当您所在的国家没有相关规定，选择您觉得最适宜使用的模型。最重要的是不要"像别人那样做"，而是去寻找适合您自己的方式来完成工作。

不要选择复杂的需要大量解释的模型而使事情复杂化。尽量做到简单，每个人都可以理解和使用，以后添加更多的细节和复杂的内容，同时定期修改文件和培训员工。一个良好的质量管理体系的基本概念是"持续改进"。这个概念本身就具有非常好的特点：事情可以而且应该随着时间的推移得到改进。因此，不要一开始就强迫自己把事情做到完美。事实上，如果我们真的按照这个概念，事情应该从未被看成是完美的，而是必须持续改进的。

（陈新娜 译　马彩虹 审校）

参考文献

1. Carson Sr BE, Alper MM, Keck C. Quality Management Systems for Assisted Reproductive Technology – ISO 9001:2000. 1st ed. London, UK: Taylor & Francis; 2004.
2. Hoyle D. ISO 9000 Quality Systems Handbook. 6th ed. Oxford, UK: Butterworth-Heinemann; 2009.

第5章　人员培训

Fabiola Bento

质量管理体系秉承的理念是追求对程序和流程进行不断的完善。它的大部分项目都需要全体员工参与，而大部分解决问题的小组和改进小组需要不同部门的人员参与。因此，项目训练的第一个理念就是使员工有团队精神并且对所有流程有更广泛的了解。一旦这些员工对自己部门之外的工作流程有了完整的了解，他们将能够遵从质量管理体系。

相互了解

在所有的公司和诊所，人们通常有很多机会在一些非正式的场合和其他人交流，例如午饭时间、聚会时间。然而，在工作场所中，由于不同部门的位置分隔、参加不同的工作和肩负不同的职责等原因，人们之间的接触非常少，只分享关键信息。所以，没人准确知道别人工作的执行情况，除非他们在同一部门。由于员工的知识存在片面性，也不能充分地了解不同工作的细微差别。

最好的培训之一是部门的陈述。这种方法简单易行。每一个部门做一个汇报，向大家展示他们在做什么、他们的职责、存在的困难、他们的工作对同事有怎样的影响、患者的满意度等。所有重要的信息都要呈现出来，程序中的技术环节可以不提。这不是培训员工去胜任这项工作，而是通过相互展示使大家对医疗机构提供的医疗服务流程有更好的了解。

这项训练不应该匆匆进行，要让员工花费一些时间去充分地吸收那些汇报的内容，去了解每天的实践中这些工作是如何进行的。除了让员工对工作岗位有清晰的了解外，培训中要特别注意对每天的评论和不满意做总结和解释，"为什么这个花这么长的时间""为什么这件事会发生""为什么患者会不满意"或"为什么他 / 她不做这件事"。理解了别人做的就会使大家有力地团结在一起，并且在需要时能相互支持。

部门间的观察

质量管理体系的另一个非常基本的方法是让员工在上班时相互观察。每一个训练项目都需要花费大量时间，但这个项目更复杂，因为必须在工作时间做，尤其是工作繁忙时更有效。方法很简单：每个组的成员花上一些时间去观察另一个部门正在工作的同事。这种观察可以使他们更实际地了解其他人所作的事情，这项工作最好开始于第一个训练项目之后。

这个训练项目会非常有效，因为它不是局限性地让员工对其他工作仅有概念性的了

F. Bento，B.B.A.，M.B.E. (✉)

ANDROFERT，Andrology and Human Reproduction Clinic，Campinas，SP，Brazil

e-mail：fabiola.bento@androfert.com.br

解，而是让员工知道在某个事情上每项流程需要付出多少努力以及需要投入多少精力。此外，还会了解到同事在工作时遇到的压力以及他们怎么解压。很多程序看似简单，尤其是以局外人的身份看时。所以，可以解释为什么人们经常"低估别人的工作而过分强调自己的工作"，实事求是地说这种现象非常正常。

SWOT 分析

在对前面的训练项目描述之后经常做一个 SWOT 分析。当员工已经了解其他部门怎样工作后就到了对整个体系进行评价的时候。要确认：哪些我们做得好及哪些可以改进、什么是现在不能做但以后可以做的、需要担心什么并怎样应对等。这是一个分析方案及规划团体未来的好方法。同时这项简单的技术也可以让员工有广阔视野，这是质量管理体系必须要求的。

SWOT 分析的创立归功于 Albert Humphrey。1960—1970 年间，他在斯坦福研究所当管理顾问时设计出来的。SWOT 分析的目的是为了确定影响一个团体前景的内外因素。SWOT 可以用于分析决策制定，也可作为整体改进程序、流程或业务的一种方法。效果主要取决于分析的项目。

SWOT，S（strengths）指实力，W（weakness）指缺点，O（opportunities）指机会，T（threats）指威胁。S 是内部因素，可以促使一项业务或一个团队成功。它包括所有乐观、正面的内容，例如，合适的基础设施、一个富有激情的团队、向患者提供必要的服务、诊所的好名声等。W 指那些对事情或团队有负面影响的因素，比如电话系统瘫痪、内部的沟通无效、太多的形式和官僚主义。这些都是直接影响行为的内部因素。所以，实力（S）常用来增加我们的优势，而缺点（W）应该及时识别并当作改进的机会。

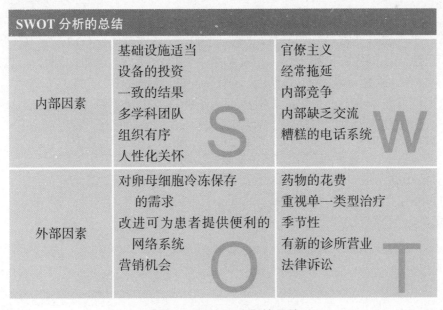

SWOT 分析的总结		
内部因素	基础设施适当 设备的投资 一致的结果 多学科团队 组织有序 人性化关怀	官僚主义 经常拖延 内部竞争 内部缺乏交流 糟糕的电话系统
外部因素	对卵母细胞冷冻保存 　的需求 改进可为患者提供便利的 　网络系统 营销机会	药物的花费 重视单一类型治疗 季节性 有新的诊所营业 法律诉讼

图 5.1　SWOT 分析的总结

有两个重要的外部因素：机会（O）和威胁（T）。机会是经济增长、获得更多利润或成功的外部机遇，包括开发某种特定类型服务的新需求、发展可被吸纳和提供的新技术。威胁是可能会引起麻烦或可能会损害性能的外部因素，例如另一个诊所的开张代表着新的竞争对手和所有材料价格的上涨，这会影响所提供服务的价格等等。

提供这种培训的一个好的方式是将其安排在两个不同的日子进行。培训第 1 天，通过实际例子讲述技术和解释条款。上交要填写的模板并给予几天或一个星期让员工思考并提出意见。在每个人都提交了他们的"作业"之后，总结这些信息，并在培训的第 2 天呈现出来，这时您就可以提出建议和策略来解决提出的要点。第 2 天，您可以以图 5.1 的方式来总结。

分析结果可能令人出乎意料的愉快。不同部门的人有不同的观点，而大部分的时间客户的观点是与我们是不同的。从这次练习中我们可以学习很多。除此之外，这也肯定促使工作人员认识自己的表现以及如何影响总体表现。这是触发自我评价和普遍提高的好方法。通过这样的分析，能够开发和提供新服务、审查和改进程序等。

伦理和道德价值观

从概念上讲，公司基本上都是一群人一起工作。就像人们的所作所为是依据他们自己的个人价值观，公司也同样。因此，制定一些"基本"原则以规范人们在工作场所的行为是非常重要的。使命通常表明一个公司的伦理价值观，而不描述体现我们的道德价值观的日常行为。所以根据每个人的原则和价值观，使命的解读和实际上付诸实践可能有很大不同。为了能够切实一致地完成使命，必须有一些共同的价值观来指导您的团队。

在这样的培训中，员工可以确定这些价值观，讨论如何应用它们，并分析这些价值观的含义。尽管这种培训更多的是一种一般性讨论，似乎不重要，但我们必须牢记，世界上还有许多国家有非常糟糕的教育系统。此外，曾就读好的学校或大学并不能保证良好的道德价值观，因为它依赖于个人家庭和生活经历。而且，这里的理念是建立"共同价值观"，仅单纯根据课程相同就假定人们有共同的原则是不可能的。

价值观可以在基本上是员工的相关内部人士和基本上是患者的外部公众这两者之间进行划分。请阅读下面可同时适用于两者共同价值观的几个例子：

- 诚实和透明
- 及时清晰的沟通
- 尊重他人
- 尊重患者的生育权利
- 保密性
- 尊重法律

举个例子，我们来分析价值观"尊重人"（图 5.2）。可以说，如果诊所的"一把手"树立了榜样，所确定的价值观就会被遵循。强有力的领导是保证真正的培训成果的根源。领导者必须直接参与，且必须是遵循已建立的规则的第一人。就像质量先锋 J.M. Juran 所说的，"据我所知，没有高层管理领导力量，就没有一家公司能达到世界一流的质量"[1]。一位经理，若不尊重他的工作人员，不听取他们的意见，不帮助他们，也休想他的员工能对他们的同事或患者提供帮助和表现尊重。我们不可能去要求员工做我们自己做不了的事情，虽然他们可能有能力做到。

道德观的实例

尊重他人

行为主体	方式
秘书 / 接待员	• 热情 • 了解客户的需要 • 避免让客户等待 • 乐于助人 • 告知客户需要推迟等问题 • 尽量为客户预约到最佳时间
护士	• 热情 • 根据患者需要区别对待 • 乐于助人 • 讲解流程从而安抚患者 • 了解患者的担忧和紧张 • 任何时候都要按章办事
实验室技术员	• 热情 • 尽力帮客户实现生育的梦想。例如，努力寻找精液样品，必要时加班完成程序等 • 详细解说 • 诚实并坦率 • 遵守实验程序 • 立即协商问题和偏差
医师	• 热情 • 做详尽的调研 • 清楚解释处方和治疗手段 • 让患者了解不同疗法的利弊从而让他们更好地选择 • 任何时候都要遵守操作规范 • 承认技术的局限

图 5.2　道德观的例子

此外，重复做事情的方式会决定日常行为。如果我们总是让我们的患者在接待区等待好几个小时，这会逐渐成为一种习惯，并经常发生，好像这是什么"正常"的事情。它并不必须是正常的，除非我们假定它是。一些经常性的问题都直接关系到这些重复性的行为，并使原则和价值观产生了一些变化，可能需要进行分析来纠正不符合的地方。一个程序的简单回顾可能并不能保证问题的解决。

换句话说，我们成为了我们反复所做的。英语中有句谚语说："熟能生巧"，但其解说必须谨慎进行。"良好实践"可能会产生"完美的结果"，而"坏的做法"可能导致"不完美"。希腊著名的哲学家亚里士多德曾经说过，"我们的道德价值观既不是自然产生，也不违背自然规律"。事实上，自然让我们准备好接受的土壤，但它们的完整形成却是习惯的产物。

质量管理培训

这部分培训很大程度上基于已经建立的质量管理体系。覆盖体系的所有方面非常重要，同时也要训练员工将要遵守的特定指南。例如，如果要用到 ISO 9001 并且想得到证书的话，就有必要对其进行培训使得员工理解它的流程。

在首次介绍程序和流程时，确保文件开发的员工得到培训。培训这些员工使用已经建立的所有工具，例如不符合项的登记以及如何发现问题根源并提出改进措施。特殊培训必须确保用到所有的工具，并遵循相关程序等。图 5.3 展示了质量管理体系培训程序的几个例子。

QMS 培训项目	
训练内容	部门
使命陈述	全部
质量方针	全部
质量指标和目标	全部
如何登记不符合项及改进措施	全部
如何登记预防措施	全部
如何描述程序和流程	全部
程序 / 流程	视部门而定
如何回顾程序和流程	全部
内部审核员	特定员工
审核流程	全部
内部沟通	全部

图 5.3　QMS 培训项目

培训的评价

所有的培训项目必须进行登记。不能有效控制信息传授就不能对结果进行评价。除了出勤表，每个组员都应该有一个培训文件，以便登记参加的所有内在和外在培训项目（图 5.4、图 5.5）。

培训出勤登记表		

日期：
时间：
培训内容：

目标：
责任人：

参与人	部门／职位	签名
1		
2		
3		
4		
5		
6		
7		
8		
9		
10		

图 5.4　培训出勤登记表

员工可以根据这些个人培训表格被评价：培训科目是否有效、培训的新技术是否能用到日常工作中、培训能否提高工作能力、现存的工具是否被很好利用等。当进行外在培训时，特别是涉及特定的课程比如语言课程时，用学术报告卡当作评价文档。

评价培训项目效率的另一个方法是观察已存在的指标。例如，当秘书参加一个协助患者的培训项目时，可以检查该项目调查问卷的结果；评价一个实验室的培训项目时，可以观测实验室相关指标等。当一个培训项目的效果达不到预期或者说无效时，可以提供新的培训项目，或者根据实际情况，进行个体化的详细分析，以查明问题的根源是培训本身还是培训师。

个人培训登记表					

姓名: 　　　　　　　　　　　　　　　　　　　　　　　　　　　　　　**部门 / 职位:**

日期	培训项目	目的	评价	培训有效	
				是	否

图5.5 个人培训登记表

信息反馈

反馈是人际关系的基础。它决定了人们的想法、感觉、相互影响以及大多情况下人们对日常工作的态度。通常我们可以很快指出错误,但找出正确的方法和实施常常很慢[2]。事实上,我们通常只给予正确的和负面的反馈,有时显得有攻击性,我们倾向于从不给积极的反馈。

我们给予反馈的类型决定了我们获得的反应。当一个团队不按我们的计划工作或者有不恰当的行为时,说明我们给的反馈不够或者给予了不恰当的反馈。信息反馈是一门艺术并且是领导一个团队实现一个共同目标的最重要的一个方面。不管处于什么阶层,人们都需要了解他们做得怎么样。

以下是需要被留心的信息反馈几个重要方面:

1．定期给予反馈以建立周期性。

2．选择合适的时间给予反馈。最好立刻给出反馈;但是要求改进的反馈的给出应视情况而定。当人员情绪紧张时不适合给予反馈,不能在公开场合批评员工。

3．提前想好您的反馈内容,从而使得反馈平衡(正面和改正的反馈)。反馈必须客观,正确描述别人的行为而不要夸大,描述您希望他们做的正确行为。

4．学会倾听。尤其是给予别人改正的反馈时,别人有权利辩解并说出自己的想法。这些信息能帮助您更好地了解问题,别人的建议可以帮助解决问题。

信息反馈是一个很大的挑战。不同的人对待反馈的反应不同。您只有更好地了解团队,才能更好地给出反馈。有些人在接到改正的反馈后能做得更好,因为这可以给予他们进步的动力。但也有些人会对工作变得沮丧,不但不能引导正确的行为,甚至会让他们做得更差。不同性格的人必须给予不同形式的反馈。

总结

当建立您的质量管理体系时，首先要深入了解您的员工。他们对此是否有准备？大多数情况他们没有，所以系统效果不好也不能一味责备员工。如前所说，质量管理体系的基础是人，所以让他们做好准备十分重要。此外，不同的团队有不同的需求，所以没有人可以告诉您您的团队需要什么样的培训项目。花些时间考虑一下，和您的员工谈一谈，和有经验的人谈一谈，参考一些相关的资料，之后再决定怎么做。不可能有一个现成的模式可以照搬。

总之，与质量管理体系打交道就是不停地和人打交道，对所有人来说每个人都是不同的，而且人无完人。当一个团队形成，人们各司其职，这是造就团队差别和工作场所各具特色的根源。

（王海燕 译 马彩虹 审校）

参考文献

1. George S, Weimerskirch A. Total quality management: strategies and techniques proven at today's most successful companies. 2nd ed. New York, NY: Wiley; 1998.
2. Williams RL. Tell me how I'm doing: a fable about the importance of giving feedback. 1st ed. AMACOM; 2005.
3. Hunter JC. The servant: a simple story about the true essence of leadership. 1st ed. Prima Publisher; 1998.
4. Hunter JC. The world's most powerful leadership principle. 1st ed. Waterbook Press; 2004.

第6章 如何获得信息

Fabiola Bento

信息是质量管理体系的关键元素，包括两个方面：如何采集信息和如何在团队中传递信息。采集信息可以通过报告、问卷、指南、会议等形式获得。质量管理体系的运行必须始终依据数据而不是假说。因此，能够用"数字"与真实数据精确观察事物的进展而不是凭借印象和孤立的观点是非常重要的。所有的数据必须被量化，其重要性已被报告和结果证明。

信息必须经过适当的交流系统传递。没有交流系统，一个拥有共同目标的团队实际不可能开展工作。机构各部门所有的员工必须了解机构内进行的事务，才能了解发生任何事情时自身的作用和责任。如果没有交流，人们被分离在各自的"私人空间"，不能看到全貌；如果没有交流，人们会高估自己的作用，低估他人的价值，也不会发现改进的机会；如果没有交流，质量管理体系是不起作用的。

定期的报告和指标

作为质量方针和目标的一部分（详见第3章），许多报告和指标需要定期验证和分析。应该有专人负责收集信息和准备报告，特别是在没有质量经理的情况下。而且，必须建立和重视周期性检查，才能在可控时间发现问题和偏差。

报告和指标应该内部交流，确保员工了解自己的表现和（或）其他部门的工作。一个有凝聚力的团队，必须认可努力和成绩，必须集体面对问题。

一个好的例子是通过满意度问卷收集数据（详见第3章）。问卷代表着与患者直接交流，无需患者与任何人接触就可表达自身意愿。通过满意度问卷结果，能够理解如何让我们的客户满意。因此，当出现问题时，重要的是向我们的团队展示问卷的结果，讨论偏差，找出解决方案。

满意度问卷调查结果能够以如下方式内部公开（图6.1）。选择每位员工能够理解的形式。示例中以简单的EXCEL表格或图表展示收集的数据。保证每个人能够看到并理解结果，而不是只关注视觉上是否"更漂亮"。图表是很好的形式，但是只有当所有的员工都熟悉这种形式时才有效果。

内部交流

拥有一个适当的每日内部交流系统是非常重要的。有许多可用的系统，包括通过网

F. Bento，B.B.A.，M.B.E. (✉)
ANDROFERT，Andrology and Human Reproduction Clinic，Campinas，SP，Brazil
e-mail：fabiola.bento@androfert.com.br

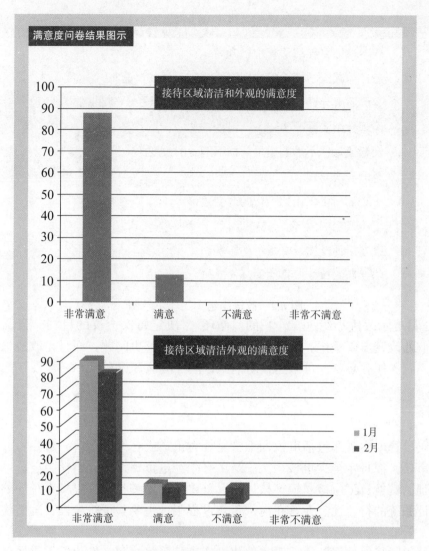

图 6.1　满意度问卷结果图示

络获得的免费系统。重要的是从中选出容易使用和容易教会员工使用的一个系统。因为不是每件事情都能等到正式会议时，所以即时信息可以用该系统传递。问题能够被及时解决，改进措施可以立刻生效。信息能够立即传遍整个团队，无需召集所有人开会。另外，系统提供更多的灵活性，免除原有的通过电话的长时间交谈，控制员工离岗与其他部门员工商谈。所有事情都可以通过计算机解决。

改进小组

持续改进是质量管理体系的组成部分。尽管改进必须与日常工作结合，但是特殊的方面和情况可以由改进小组研究。每当某种情况没有简单解决方法或涉及多个部门时要成立改进小组。应与相关部门定期召开会议。下面是改进小组的示例（图 6.2）。

改进小组	
问题	成本增加将导致治疗价格升高
提问	怎样缩减成本使治疗费用降低至患者可以承受？
参与人员	实验室督导，护士长，秘书组长，保洁组长，经理，质量经理
第一天	经理介绍实际成本
	头脑风暴：不影响质量前提下能做的改变
	总的看法与观点
第二天	每个部门可采用的可行的改变建议
	明确改变的内容、方式和时间
第三天	改变后的反馈及对成本的影响
	需要新的改变？再次循环

图 6.2　改进小组（工作）示例

图 6.2 只展示改进小组（工作）的"循环"，决定每次会议的目的。会议决议与提议以及采取的改变需要登记。改进小组的目的不仅是解决问题，而且是改进工作方式和预见未来问题。如有必要，可采用预防措施，同样应该登记在册。

内部审核

任何质量管理体系都包括审核，不管是否为正式或有无证书。一般而言，尽管建议最好经常审核，但每年至少审核一次。员工必须经过审核训练。审核员应该经过审核员的专门培训。其他员工应该了解审核过程。重要的是理解不仅仅审核系统中的问题，更主要是验证系统的符合性。尤其在内部审核过程中，主要验证符合性，随后检测偏差和改进。

审核过程同其他过程一样需要文件化。应该是系统的和文件化的促进质量改进。质量管理体系覆盖的所有区域必须审核，从保洁到实验流程。开始审核之前，制订计划，确定日期和时间、需要审核的部门、审核负责人等细节（图 6.3）。应该进行良好的沟通，保证每个人知道将要发生的事情。

审核之前，审核员集中讨论审核时应该评估和研究的审核内容。注意不要让审核员审核自己工作的部门。因此，审核员在审核前应该阅读被审核部门的介绍和流程，并准备每个流程关键环节的清单（图 6.4）。

审核过程中，审核员应向相关的员工告知审核的目的，请其保持平静和正常的工作状态。审核员可以对审核的流程进行提问，检查文件和数据。所有的观察应该记录并随后分析。如前所述，审核的目的是验证符合性，而不是聚焦于发现不合格项。当然应该记录发现的与规定的不符合项，但是主要目的仍然是通过积极的方法来改进系统。审核员应该努力即时提供反馈；如若不能，也可以稍后进行。

审核计划				
日期	时间	审核员	部门	流程

图 6.3　审核计划

内部审核检查表			
日期：	时间：	审核员：	
部门：		涉及的雇员：	
流程 / 建议：		ISO 9001 条款（如果有）：	
序号	问题 / 关键环节	证据 / 观察	CL
01			
02			
03			
04			
05			
06			
07			
08			
09			
10			
CL（分类）：NC—不符合；IO—改进机会；C——一致			

图 6.4　内部审核检查表

审核过程结束后，审核员应书写审核最终报告（图6.5、图6.6），详细描述不符合项和发现的改进机会、建议的预防措施，等等。根据审核发现，可能需要安排会议并对特殊的流程进行讨论，尤其是涉及技术环节的流程。无论做什么，都应该有适当记录，最终的报告也必须形成文件。图6.6为审核员观察结果的最终报告实例。

内部审核最终报告		
审核员：		
被审核部门：		
被审核流程：		
不符合项和改进措施，如果有，在上次审核过程中充分处理了吗？　　是　　否		
意见：		
序号	不符合项	NC
1		
2		
3		
4		
5		
序号	改进机会	PA
1		
2		
3		
4		
5		
日期：		
最终报告负责审核员：		
NC= 不符合（如果是记录在案的不符合项，插入数字序号）		
PA= 预防措施（如果是记录在案的预防措施，插入数字序号）		

图6.5　内部审核最终报告

内部审核最终报告		
部门 / 流程 参考个人清单	审核组： CF，Fabiola Bento，SVJ，TV	
不符合项和改进机会，如果有，上次审核过程中发现的结果是否充分处理？（×）是（　）否 意见：		

序号	不符合项	NC
01	审核男科学实验室，审核员证实房间温度监控的实际操作与一天两次记录的书面方针不符合	201
02	审核男科学实验室，审核员证实根据参考范围，加温期的温度处于可接受限内，但实际数值没有登记在表格内	201
03	ICSI 精子洗涤步骤，审核员观察到实验室技术人员没有按照 SOP ANDRO-TERA-01 要求的进行重复精子计数测定	202
04	手术室审核过程中，审核员观察到，因为患者没有获得术前信息，不知道麻醉和必要的准备，没有进行预定的诊断性宫腔镜检查	203

序号	改进机会	PA
01	审核员建议购买更精确的微量吸液管装置用于精子染色完整性分析所需要的 1 ~ 10 微升的吸液量	50
02	审核员建议复习 SOP ANDRO-DIAG -02，因为实际操作需重复计数至少 200 个精子 / 次，取平均值，测定结果的可接受性并没有在文件中详细说明	
03	考虑到任何时候开展辅助孵化都需要额外费用，审核员建议，胚胎学实验室和管理人员进行交流可以改进 SOP FIV-PROT-12。	
04	审核员建议：给进入胚胎移植手术室的患者增加清晰的书面指南来改进 SOP-CLIN-PROT-14	

日期：2011 年 6 月 16 日	Fabiola Bento，MBA　质量经理

图 6.6　内部审核最终报告范例

外部审核

外部审核有两个不同的目的：

1．验证
2．由独立实体证明（第三方证明）

外部审核类型的重要性取决于质量管理体系的目的。有些体系需要证明符合国家管理条例，因此有义务进行外部认证审核。而有些体系只是需要有经验的审核员代替自己训练的审核员，进行常规审核，以保证系统运行良好。

不管哪种选择和需求，外部审核具有和内部审核相同的目的，即验证符合性。仅有的区别是当外部审核发现不符合项时，可能意味着不能授予证书，或根据发现的不符合项的严重性可能取消已有的证书。

外部审核的周期由认证实体决定。例如，公司 ISO 9001 认证是每年审核更新证书。如果仅是简单地由公司雇佣的独立实体认证，特别是也采用内部审核时，审核周期会有变化。

定期的会议

收集信息的另一条重要途径是与员工召开定期的会议。这些会议的安排应该根据部门划分，并设立合理的周期。只有在必要时和处理非常特殊的信息时，才召集所有的员工开会，因为全体员工大会往往耗时较长，产出少。部门会议通常因为处理议题更直接、更实际而更具效率。

会议的周期取决于每个部门的工作量和类型，但是建议每月召开一次。特别是开始时，因为缺少经验，会议通常时间较长，但经过一段时间与客观的努力，会议时间会缩短，而且更高效。如果经常开会，会议效果会更好，因为没有"累积"议题需要讨论。

所有的会议都应该登记（图 6.7）。会议时间和讨论内容都应该记录，并保存在合适的地方，让每位相关人员都能阅读决议，并检查待定的议题或职责。会议记录的重要性还在于如果有缺席的雇员，随后能够阅读讨论内容并跟上会议确定的新方向。

结论

如前所述，信息是质量管理体系（QMS）的关键元素。数据如何采集和如何交流是个性化的选择，要考虑机构的规模、属性、特定时间和所有专业人员的需求，难以千篇一律或确定最佳方式。本章只是提出一些通常建议中的基本观点，不应该被看作"金科玉律"，但确实是一个良好的开始。

质量管理体系（QMS）的每个方面是互相联系的，沟通交流是 QMS 的食粮并赋予其生命。不了解结果和结局时，不可能做决定并期望团队的参与。丹尼尔 L. 凯利博士在她的著作中写道，应该设计并实施好的沟通过程，保证个人和团队有需要时能获得所需要的信息，进行有效及时的临床和管理决策 [1]。虽然通常不会在规章和指南中直接提到，但交流会最终决定质量管理体系的成功与否。

IVF 实验室会议		
日期___/___/___		时间：_____
参加人员：		
未决议题		**决定**
1		
2		
3		
4		
5		
主题 / 数据讨论		**决定**
1		
2		
3		
4		
5		
下次会议议题		
1		
2		
3		
4		
5		

图 6.7 IVF 实验室会议记录

（迟洪滨 译 马彩虹 审校）

参考文献

1. Kelly DK. Applying quality management in healthcare: a systems approach. 2nd ed. Chicago, IL: Health Administration Press; Washington, DC: AUPHA Press; 2007.
2. Hoyle D. ISO 9000 quality systems handbook. 6th ed. Oxford, UK: Butterworth-Heinemann; 2009.

第二部分
生殖实验室

第7章 生殖实验室在 ART 医疗机构中的作用

Sandro Esteves Ashok Agarwal

生殖实验室是辅助生殖技术（ART）医疗机构的关键部门，主要包括男科学和胚胎学临床实验室。生殖实验室也可能要与其他实验室协同工作，如遗传实验室、内分泌实验室、病理实验室等。

生殖实验室的主要工作目标是满足医生和患者的需求，其具体功能包括对人类配子的正确标识、运输、储存、检测和随后的结果报告。生殖实验室本着质量管理理念去完成上述任务时，需要提出三个质量核心问题，即：（1）要做什么？（2）如何去做？（3）如何确保行动方式是正确的？（图 7.1）

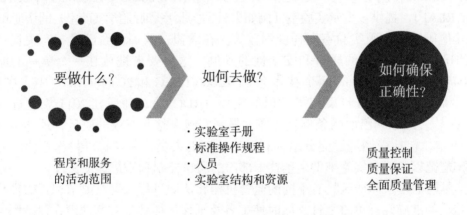

图 7.1 生殖实验室质量的三大要素

质量管理（QM）的概念可以被描述为一个系统的程序，监测和评价所提供的服务，确保服务质量满足或超过客户的期望。质量管理体系的设计应整合生殖实验室各个层面与质量相关的职能和活动，包括质量控制（QC）、质量保证（QA）和质量改进（QI），应该包括所有的员工和与实验室工作相关的其他人员。质量控制是指每个设备和（或）每项程序的质量规范的建立，并确保符合所规定的范围和标准。质量控制活动应始于任何样本的收集，并以结果报告和与患者 / 医生的沟通为结束点。质量保证集中在文件建设，确保一个产品或一项服务满足其要求的质量标准，而质量改进的重点是逐步提高与患者健康服务和内部生产相关的工作和活动的质量和效率[1]。

S. Esteves, M.D., Ph.D. (✉)
ANDROFERT, Andrology and Human Reproduction Clinic，Campinas，SP, Brazil
e-mail：s.esteves@androfert.com.br

A. Agarwal，Ph.D., H.C.L.D. (A.B.B.)
Andrology Laboratory and Reproductive Tissue Bank，Center for Reproductive Medicine，
Cleveland Clinic Foundation，Cleveland，OH，USA

尽管质量管理体系并未在 ART 医疗机构中被广泛地强制性实施，但已经有一些国家的监管或认证机构已经强制实施。为了保护公共健康和确保辅助生殖技术的安全性，ART 医疗机构的认证及其人员的资格认证已被作为特别推荐。例如，在美国，有三家机构管理 ART[2]。在联邦层面，疾病控制和预防中心（Centers for Diseases Control and Prevention，CDC）是关注公共健康和安全的机构，负责收集和发布 ART 数据。CDC 提供教育和信息以提高卫生保健决策，包括检验医学中的最佳操作。食品和药物管理局（Food and Drug Administrarion，FDA）用于控制药物、生物制品、医疗设备的准入和使用，并且对生殖相关组织筛选和检测有管辖权，如管理捐助的卵母细胞和精子。而医疗保险和医疗补助服务中心（Centers for Medicare and Medicaid Services，CMS）负责临床实验室改进法案（Clinical Laboratory Improvement Act，CLIA）的实施以确保实验室检测的质量。CLIA 也监管不孕症诊断中的实验室检测，如精液和血液分析。胚胎的处理过程被认为是非诊断性的，因此不属于 CLIA 监管。因此，美国病理学家协会（the College of American Pathologists，CAP）联合美国生殖医学学会（American Society Reproductive Medicine，ASRM）制定生殖实验室认证条例（Reproductive Laboratory Accreditation Program，RLAP），提供了生殖实验室（例如男科学实验室和胚胎学实验室）的认证和标准。

在其他国家，生殖实验室同样受到监管。在欧盟，欧洲议会已发布有关提高人体组织和细胞在人体应用的质量和安全性的条例。这些要求被放在一个单一的原始条例（2004/23/EC）和随后的两个技术条例（2006/17/EC 和 2006/86/EC）中。在南美，巴西卫生监督局在 2006 年发布了类似的文件（RDC33），随后在 2011 年进行了修订（RDC23）[7]。欧洲和巴西的条例旨在通过强制实施完整并有效的质量管理体系来提高 ART 的质量，包括雇佣经过充分培训和资格认证的人员、具备标准操作程序的完整文档和操作规范以及所有实施辅助生殖技术部门的质量控制和质量保证文件。

虽然不同的国家和地区具有不同的监管机构和认证过程，但其要求和目的都是提高方法和结果的准确性和可重复性，同时使患者及子代传播感染和其他潜在危险因素的风险最小化。在本部分，我们将概述生殖实验室如何被整合在质量管理体系中。为了有助于制定男科和胚胎学临床实验室质量管理计划，我们还提供了相关的工具和操作范例。

（黄 锦 译 廉 颖 审校）

参考文献

1. Athayde K, Varghese A, Agarwal A. Quality management of the andrology laboratory. In: Rao K, Agarwal A, Srinivas MS, editors. Andrology laboratory manual. 1st ed. New Delhi: Jaypee Brothers Pvt Ltd.; 2010. p. 165–72.
2. Carrell DT, Cartmill D. A brief review of current and proposed federal government regulation of assisted reproduction laboratories in the United States. J Androl. 2002;23:611–7.
3. Centers for Medicare and Medicaid Services (CMS): Clinical Laboratory Improvement Act (CLIA). https://www.cms.gov/CLIA/09_CLIA_Regulations_and_Federal_Register_Documents.asp. Accessed 20 Sep 2011.
4. The Practice Committee of the American Society for Reproductive Medicine and the Practice Committee of the Society for Assisted Reproductive Technology. Revised guidelines for human embryology and andrology laboratories. Fertil Steril. 2008;90 Suppl 3:S45–59.

5. College of American Pathologists. Standards for reproductive laboratories Accreditation, 2009 edition. http://www.cap.org/apps/docs/laboratory_accreditation/build/pdf/standards_repro.pdf. Accessed 20 Sep 2011.
6. Commission of the European Parliament (2004). Directive 2004/23/EC of the European Parliament and of the Council of 31 March 2004 on setting standards of quality and safety for the donation, procurement, testing, processing, preservation, storage and distribution of human tissues and cells. http://eur-lex.europa.eu/LexUriServ/LexUriServ.do?uri=CELEX:32004L0023:EN:NOT. Accessed 14 Feb 2012.
7. Ministry of Health. Brazilian National Agency for Sanitary Surveillance (2006). Resolução no. 33 da Diretoria Colegiada da Agência Nacional de Vigilância Sanitária (amended by RDC23 of 27 May 2011 on setting standards of quality and safety for the donation, procurement, testing, processing, preservation, storage and distribution of human tissues and cells). http://bvsms. saude.gov.br/bvs/saudelegis/anvisa/2011/res0023_27_05_2011.html. Accessed 14 Feb 2012.

第8章 明确生殖实验室的工作

Sandro Esteves   Ashok Agarwal

生殖实验室应该明确工作范围内所有活动的程序清单（见表 8.1）。尽管胚胎学实验室是 ART 机构的核心，但是男科学实验室的作用也不能低估，它不仅可以诊断男性因素不孕（占不孕夫妇的 50% ~ 60%），同时也参与不育症的治疗[1]。

典型的临床男科学实验室工作职能包括下列部分或所有的诊断和治疗程序：精液常规分析，计算机辅助精液分析（CASA），精液的生化检测，精液白细胞检测和定量，精液、血清或宫颈黏液抗精子抗体的检测和定量，精子功能试验 [精子膜的完整性、活性氧产物（ROS）、精液抗氧化能力、精子 DNA 完整性、顶体反应与精子穿透试验]，精子的冷冻保存（手淫法或手术获取），人工授精或体外受精的精子准备。精液是复杂的生理液体，需要多项检测和技术进行评估。男科学实验室诊断的关键因素包括准确性（反映测试正确值或真实值的程度）和精确性（结果的可重复性）。高质量的男科学实验室拥有经验丰富的技术人员和质量体系来确保诊断的准确性和精确性。 对于目前仍需要用显微镜进行人工检测的男科学实验室来说，准确性是一种挑战。 据报道，不同实验室对同一份精液的检测结果的差异性是很大的[2,3]。通过每天检测、应用质量控制标准以及持续的能力测试（也称为外部质量控制）来提高技术。当准确性和精确性能同时得到保证时，临床医生才能够依靠男科学实验室提供的结果进行进一步的诊断，并给予男性不育症的咨询与建议。在三级转诊中心，在中心内提供专业的项目齐全的精液检测是很重要的，这样能保证及时获得结果。但是，医疗机构内进行精液检测并不适用于所有中心。虽然能快速得到结果，但测试操作、质量控制及专业化检测需要聘用受过培训的人员等，所需的花费超过其益处。尽管认证体系也可用于男科学实验室，仍应该指出的是，大多数 ART 中心的设施只进行标准精液分析，在操作和精液分析结果的报告两个方面显著缺乏标准化[4]。

胚胎学实验室通常包括下列中的部分或所有工作：培养液的准备、卵母细胞的识别、卵母细胞质量和成熟度分级、精子的分离、精子的选择、体外受精、受精的确定和合子质量的评估、胚胎培养和胚胎分级、胚胎活检、辅助孵化、移植胚胎的准备、卵母细胞 / 胚胎 / 精子冷冻保存、人类卵母细胞和（或）胚胎的显微操作。在过去的几十年里 ART 领域取得了巨大的进展，更好的技术与设备使得 ART 结局提高的同时降低了多

S. Esteves，M.D.，Ph.D.(✉)

ANDROFERT，Andrology and Human Reproduction Clinic，Campinas，SP，Brazil

e-mail：s.esteves@androfert.com.br

A.Agarwal，Ph.D.，H.C.L.D. (A.B.B.)

Andrology Laboratory and Reproductive Tissue Bank，Center for Reproductive Medicine，

Cleveland Clinic Foundation，Cleveland，OH，USA

表 8.1　Androfert 临床生殖实验室操作的样本范围、描述和程序清单

男科学实验室	胚胎学实验室
工作范围及描述	
男科学实验室工作内容：(1) 诊断性精液、精浆、宫颈黏液的检测；(2) 精子冷冻保存；(3) 治疗程序中的精液处理	胚胎学实验室涉及项目包含用于治疗目的的人类生殖组织、配子和胚胎操作
男科学实验室是由专门和独立的空气过滤及正气压系统形成的一个受控制的环境。一台空气压缩机将外部空气压入并通过一系列过滤器（预滤过器 [G3ª+F8ᵇ]、活性炭滤过器、高效微粒空气滤过器 [HEPAᶜ]，产生正气压（702 m³/h）。进入实验室的入口（带有显示屏）安装电子密码控制系统，是被限制的。技术人员进入更衣和洗手对空气区域进行认证并有外部监控。第三方公司按照管方要求每半年对空气过滤系统进行认证检测。实验室的建造材料符合国家管理机构的标准，并在医疗机构手册中详细描述。工作台的设计符合人体工程学，保证了日常工作的高效、舒适。座椅舒适并且可以调节的冷/热空调。男科学实验室治疗程序要拥有独立的精液处理在生物安全柜内进行——II 级、A1ᵈ 类	胚胎学实验室及与其毗连的区域（操作室、更衣室、胚胎移植室）均为洁净室，拥有可以加湿、制冷及制热的空气调节系统，并可以过滤空气中的微粒和挥发性有机化合物（VOCs）。技术人员进入实验室前应先经过一个拥有洗手和更衣区域的缓冲区，另一个单独的区域用来清洁净化工作服。实验室入口被由外部 24 小时监控的电子密码控制系统保护。第三方公司按照国家相关机构的标准、并在医疗机构的设计和建造材料要符合每半年对洁净室进行检测。实验室的设计中详细描述。胚胎学实验室装备不锈钢台面的工作台，并有可调节高度和靠背的座椅，使用更为舒适。显微镜光线由强并有可调高度的目镜。配有可调节高度和靠背。显微镜可调度可调节的冷/热空调。噪声等级。电力供应用电源、实验室内没有紫外线或电离辐射源，光线由强立供电 120 小时的紧急备用电源，二氧化碳由不锈钢管输送而培养箱内的所需二氧化碳管输送。实验室和相邻区域拥有一个可独立供电 120 小时的紧急备用电源，二氧化碳瓶被安置在实验室外，而培养箱内的所需二氧化碳管由不锈钢管输送
项目	
诊断程序	**治疗性操作**
标准精液分析	胚胎培养及配子处理培养皿的准备
宏观参数（颜色、体积、pH、黏度、液化程度和凝集度）	卵泡液和卵母细胞处理
微观参数（精子密度、精子总数及前向运动精子数、精子形态、圆形细胞）	卵泡穿刺液的检查
精液中白细胞检测	卵母细胞的识别
过氧化物酶测试（Endtz）	卵母细胞的处理
精子活力和膜完整性	卵母细胞质量和成熟度分级
	卵母细胞的授精

男科学实验	胚胎学实验室	治疗程序
伊红 - 苯胺黑染色	IVF / ICSI 精子处理	
低渗肿胀试验（HOS）	IVF / ICSI 的精液处理	
精子洗涤和分析	ICSI 所使用的 PESA，TESA，TESE 精子的处理	
不连续密度梯度离心	ICSI 精子的选择	
上游法		
简单洗涤		
逆行射精标本	体外受精和显微操作技术	
精液生化分析		
精浆果糖的测定	受精卵的处理	
抗精子抗体的评价	确定受精	
对精子的直接抗精子抗体的检测	受精卵的质量评估	
间接抗精子抗体检测（精浆，血清或宫颈黏液）	数字影像记录	
无精子症的筛查程序	胚胎的处理	
精子 DNA 损伤检测	胚胎培养和分级	
末端脱氧核苷酸转移酶介导的 dUTP 缺口末端标记测定法（TUNEL）	胚胎活检	
精子染色色弥散技术	辅助孵化	
	移植胚胎的准备	
	冷冻保存	
治疗程序	手术从附睾 / 睾丸取出的精子	
宫腔内人工授精（IUI）的精子准备	卵母细胞	
常规体外受精（IVF）的精子准备	受精卵和胚胎	
卵母细胞浆内单精子注射（ICSI）的精子准备	生殖组织	
用于 ART 的逆行射精精子准备	解冻程序	
用于 IUI，IVF 和 ICSI 冷冻保存精子的准备		
精液冷冻		

来源：Androfert 男科和生殖诊所，巴西，获得医疗许可

a G3 过滤器：初效过滤器，可过滤空气中的较大尘埃粒子，过滤效率为 80%～90%

b F8 中效过滤器：可过滤空气中较小的尘埃粒子，过滤效率为 90%～95%

c HEPA（高效空气微粒过滤器）：可过滤空气中的微小颗粒，对直径为 0.3μm 的微粒的过滤效率可达 99.97%。

d Ⅱ级 A1 型生物安全柜可以起到保护样本，员工和环境的作用。通过一个滤过进气的过滤器循环过滤大约 70% 的空气，有约 30% 的空气通过排气过滤器经过滤后排放到同一房间内

e 洁净室指的是空气传播的污染物浓度受控的房间

胎妊娠率。与过去几年相比，目前能够更有效地对配子和胚胎进行冷冻，也已可以进行胚胎移植前的基因筛查。所有这些技术的进步对 ART 实验室质量控制和质量保证提出了更高的挑战，要确保不同时间的操作流程的可重复性以保持稳定的结果，同时不损害子代的健康。

（郑晓英 译 廉 颖 审校）

参考文献

1. Esteves SC, Miyaoka R, Agarwal A. An update on the clinical assessment of the infertile male. Clinics (Sao Paulo). 2011;66(4):691–700.
2. Cooper TG, Björndahl L, Vreeburg J, et al. Semen analysis and external quality control schemes for semen analysis need global standardization. Int J Androl. 2002;25:306–11.
3. Alvarez C, Castilla JA, Ramírez JP, et al. External quality control program for semen analysis: Spanish experience. J Assist Reprod Genet. 2005;22:379–87.
4. Keel B, Stembridge T, Pineda G, et al. Lack of standardization in performance of the semen analysis among laboratories in the United States. Fertil Steril. 2002;78:603–8.

第 9 章 解释生殖实验室是如何工作的

Sandro Esteves Ashok Agarwal

生殖实验室为了在其活动范围内开展工作，需要具备以下几点：（1）程序如何实施的书面介绍；（2）实施程序和常规的人员；（3）程序实施所需要的资源与设施。

实验室手册

制定实验室程序手册，以标准的方式定义工作的所有方面。理论上来讲，生殖实验室（reproductive laboratory，RL）实施的大多数程序都相当标准化。设计这些程序用来诊断或治疗一对夫妇的生育潜能状况的损害。然而，在每天的实践中，不同的实验室甚至同一设备的不同操作者都会在程序中出现很大的变异[1]。因此，已经报道的数据的准确性和可靠性也打了折扣，想要在实验室内部或多个实验室之间比较数据也是非常困难的。进一步说，由于缺乏标准化，使得实施以证据为基础的问题解决办法非常困难。例如，如果没有系统地对培养箱温度、CO_2 浓度以及培养液 pH 的每日报告，就不可能判定突发的受精率骤降是由于培养环境变化还是其他条件变化的影响。同样地，如果缺乏对所使用的塑料器皿的质量控制，就很难判断在精子处理之后出现的精子活力的下降是由于所使用的新容器中塑料的毒性还是其他的因素造成的。

生殖实验室的程序手册应该从建立完整的标准操作程序（Standard Operating Procedures，SOPs）开始。每一次参与患者检测和样品处理的每一位人员都要遵守这些 SOPs。SOPs 相关的详细阐述，客观并具有可重复性，在质量控制中发挥重要的作用。实验室人员随时可以获得程序手册。SOP 的最低要求包括分析前和分析后相关的工作，同时也包括应该代表实验室工作路径的分析活动。一个有效的 SOP 包括测试可重复性和有效实施的所有必要信息。表 9.1 中所列出的是 SOP 应该包括的条目，也可以不局限于这些条目。

尽管 SOPs 的详细阐述需要遵循国内或者国际专门机构已经建立的模式和标准，然而，特殊的风格和格式可以由实验室主任谨慎决定[2]。模板可以从很多地方获得，如"临床和实验室标准协会"（http：//www.clsi.org），并且可以作为创建实验室专门的程序手册的起点。图 9.1 和图 9.2 提供了简化后的生殖实验室标准操作程序的实例。

生殖实验室除了要建立关于测试 / 检查 / 处理体液、细胞及组织的 SOPs，还要创建

S. Esteves，M.D.，Ph.D. (✉)

ANDROFERT，Andrology and Human Reproduction Clinic，Campinas，SP，Brazil

e-mail：s.esteves@androfert.com.br

A. Agarwal，Ph.D.，H.C.L.D. (A.B.B.)

Andrology Laboratory and Reproductive Tissue Bank，Center for Reproductive Medicine，

Cleveland Clinic Foundation，Cleveland，OH，USA

一个技术手册，包括对工作活动范围内处理的所有样本如何识别、转移、存储以及报告结果的详细信息。表 9.2 列出了典型的生殖实验室技术手册的内容。

表 9.1　标准操作程序（SOP）检查内容清单

总信息

测试或程序的名称

原则（目标和有关测试／程序的更多总体信息）

分析前信息

测试／程序准备的患者指导

样品收集说明（包括样品容器）

样品的标注

运输

样品的转移

样品的可接受性（包括拒绝标准）

分析信息

设备和材料

试剂

要求的条件（比如，层流安全柜的使用）

仪器的校准和检验

质量控制（如果要求，设阴性对照和阳性对照）

程序的分布描述

分析性能的局限性（批间和批内测试，对照的变异性，敏感性）

解决问题

分析后信息

计算（如果要求）

正常范围（正常或预期结果的参考范围）

处理警戒或危急值的策略（如果适用）

患者报告

参考文献（发表的文章、当前的文献、内部的详细说明）

1. 介绍

精子在精浆中过长时间的暴露会显著降低运动能力和存活能力。相反，脱离精浆后在合成的培养液中精子指标不会降低。因此，临床需要的精子，如体外受精（IVF）/卵母细胞胞浆内单精子注射（ICSI），在精液射出后尽快分离精子是十分必要的。

2. 程序的原则

在 ART 精子处理中胶体密度梯度离心是一种常用的方法。密度梯度离心在从精液中选择出高活力的精子同时，梯度的中间相可以去除白细胞和其他微生物。

3. 样品收集

精液样本通过手淫获得。参考 SOP 的样本收集部分作为具体指导。

4. 设备与材料

一次性无菌血清学吸管（1、2、5、10ml）
一次性聚苯乙烯圆底无菌带盖离心管
一次性无菌移液管
1 ~ 200μl 移液器和无菌枪头
移液装置
6ml 带盖聚苯乙烯无菌离心管
计数板
细尖的记号笔
层流净化台
37℃培养箱
离心机

5. 试剂

HEPES 缓冲洗精培养液
人血清白蛋白（HSA）
胶体密度梯度液（与亲水盐类共价结合并添加 HEPES 的二氧化硅颗粒胶体悬浮液），下层相和上层相

6. 质量控制

新批号的一次性接触性耗材或者试剂需要通过精子存活试验来检测其毒性。只有商业生产的并且已经被国家相关管理机构批准的试剂才能够使用。这项程序中所有使用的试剂的分析证明文件包括 pH、渗透压、无菌保证级别、细菌内毒素级别和小鼠胚胎生物检测结果等。试剂需要保存在 4 ~ 8℃冰箱中并且在到达保质期 1 周之前用完。在每个程序中都需要记录所用试剂的批号。

7. 程序描述

准备试剂：

（1）将所有梯度离心试剂盒的组分（包括上层相和下层相）以及精液样本放在 37℃培养箱中 20 分钟。

（2）将 1ml（梯度的体积也许会变小）下层胶体梯度液转移至一个一次性无菌锥底离心管中。

（3）用移液管将 1ml 上层相铺在下层相的上面。

通过抬高移液管使上层相慢慢地展开并慢慢地升高液面。可以观察到明显的两个相的分界线。这个两层相的梯度最多稳定保持 2 个小时。

（4）在 15ml 离心管上标记患者的名字。

分析并洗涤样本：

注意：整个样本的操作过程都需要无菌。精子的处理过程需要在无菌层流柜中进行（例如 II 级生物安全柜）

（1）在处理之前，精液样本需要在 37℃培养箱中放置 15 ~ 30 分钟使其完全液化。

（2）用一个无菌管来测量样本的体积。

（3）取一滴样本，评估精子密度、活力和圆细胞数。

（4）轻轻地将最多 2ml 精液样本转移至上层相的上面。如果样本的体积大于 2ml，需要在处理之前将精液样本分成 2 份。

（5）300g 离心 20 分钟。

（6）用一个无菌移液管将上层悬液弃掉，直至下层相水平以下。

（7）用无菌移液器在沉淀中加入 1.5 ~ 2ml 添加 HSA 的 HEPES 缓冲的精液洗涤培养液，用吸管轻轻混匀，直到精子沉淀物在悬浮液中。

（8）300g 离心 7 分钟。

（9）用一个无菌移液管将沉淀上面的悬浮液全部吸走。

（10）用一个 1ml 无菌移液器向沉淀中加入 0.5ml 精液洗涤培养液并重悬。记录最后的体积，用常规洗涤后精液分析方法分析精子的密度和活力。

8. 危急值

进行洗涤前分析。在处理样本时，要特别关注外来的可能存在的圆细胞、碎片和细菌。如果圆细胞的密度大于 100 万 /ml，立即进行 Endtz 检测。如果检测结果阳性需立即报告实验室主任。

9. 分析操作注意事项

缓冲培养液（HEPES 或类似的培养液）是在 37℃空气培养箱中使用的，此时试管的盖子需要拧紧。当培养箱的 CO_2 浓度是 5%（v/v）时，培养液需要用碳酸氢钠平衡液或类似的平衡液进行平衡，此时试管的盖子需要拧松以保持气体交换。坚持这些原则可以使培养环境的 pH 适合精子的存活。

10. 参考文献

Esteves SC, Semen Preparation: Ejaculated Sperm for ICSI, In: Malik S & Agarwal A, Eds. A workshop on Human Spermatozoa and Assisted Conception, 1st ed. New Delhi, Jaypee Brothers Medical Publishers, 2011, pp. 31-37.

World Health Organization: WHO Laboratory Manual for the Examination and Processing of Human Semen, 5th ed. Geneva, WHO press, 2010, 287p.

图 9.1 简化后的密度梯度离心处理精液的标准操作程序实例

1. 介绍

对于无精子症患者行卵母细胞胞浆内单精子注射（ICSI）所需的精子，目前有几种有附睾和睾丸获取精子的方法。睾丸精子抽吸术（TESA）适用于附睾穿刺术（PESA）失败后的梗阻性无精子症（OA）患者和非梗阻性无精子症（NOA）患者。非梗阻性无精子症还可以使用睾丸切开术（TESE），即在睾丸上进行单个或多个开放性切口活检的手术，但最近非梗阻性无精子症（NOA）患者更倾向于进行显微手术（micro-TESE）。

2. 操作原则

手术获得的精子的处理方法与一般的精液精子的处理方法不同。精子处理方法不仅要便于筛选出最佳质量的精子用于 ICSI，同时还要优化精子的受精能力。为了实现这些目标，实验室人员应做到：
（1）尽可能取得最佳质量的手术获取的样本，不含或仅含有最少的污染物，如红细胞和有害微生物；
（2）在精子处理过程中，通过掌握技术技能和控制多个影响因素将医源性细胞损伤最小化；影响因素包括离心力及离心时间、紫外线暴露和温度波动、实验室空气质量条件、稀释和清洗精子的步骤、试剂、培养液及一次性耗材的质量等；
（3）提高精子受精潜能，如果可能，当只有不活动精子时，使用精子激活剂或选择能存活的精子行 ICSI。

3. 样本收集

由手术医生通过经皮穿刺抽吸或者切开活检收集睾丸样本。请参考精子获取操作的 SOPs，以获得更多的信息。

4. 设备及材料

50mm×9mm 和 60mm×15mm 培养皿（无菌）
一次性血清学吸管（5.0ml）
微量移液枪（1～200μl）及无菌枪头
自动移液设备
6ml 带盖无菌聚苯乙烯离心管
0.7mm×25mm 针头（26 号）和无菌结核菌素注射器
细尖记号笔
微量注射针
层流净化台
热台
体视镜
离心机
配备有霍夫曼相差模块和电动液压微幅操作臂的倒置显微镜。

5. 试剂

含 HEPES 的精子清洗缓冲液
矿物油
PVP 溶液
人血清白蛋白

6. 质量控制

新批号的一次性接触性耗料或者试剂需要通过精子活力生物试验来检测其毒性。只有商业生产的并且已经被国家相关管理机构批准的试剂才能够使用。这项程序中所有使用的试剂的分析证明文件包括 pH、渗透压、无菌保证级别、细菌内毒素级别和小鼠胚胎生物检测结果等都需要提供。试剂需要保存在 4～8℃ 冰箱中并且在保质期前 1 周之前用完。在每个程序中都需要记录所用试剂的批号。

7. 程序描述

实验室准备：
注意：实验全程应在层流洁净台或洁净房中进行无菌操作。
（1）准备 20ml 添加蛋白（5% HSA）的 HEPES 精子处理缓冲液，保存于 37℃。
（2）将 5ml 含蛋白的精子处理液加入 6ml 聚苯乙烯管中，将其送至手术间（精子处理液用于在手术前冲洗精子抽吸系统和培养收集到的睾丸组织）。
（3）准备 4 个皮氏 2 孔皿，分别向内外孔加 0.5ml 和 1ml 精子处理液。将其中 2 个放在工作台的 37℃ 热台上，另外 2 个送至手术室备用。
（4）准备 2 支配有 26 号针头的结核菌素注射器（用于撕碎和挤压精曲小管）。
操作程序：
（1）将睾丸小块实质组织放入 2 孔皿的外孔中。在体视镜下用带针头的结核菌素注射器识别精曲小管，并移走血块。
（2）将精曲小管放入含新鲜精子培养液的 2 孔皿的内孔中。用两支注射器将精曲小管反复撕开切碎（一支用来按压住精曲小管，另一支用来对其撕扯和挤压）。重复该操作直至看不到完整的精曲小管。
（3）将睾丸均匀混合组织置于放大 400 倍的倒置显微镜下观察，一旦发现足够 ICSI 用量的精子立即通知手术医生。整个过程不得超过 10 分钟，因为患者仍处于麻醉状态，等待着医生决定是否继续或结束手术。如果还需要更多的标本，请重复以上步骤。
（4）将内孔中的细胞悬液吸到一支无菌离心管中。加入 3ml 新鲜精子培养液以 300g 离心 7 分钟。弃上清，用 0.2ml 新鲜精子处理液重悬沉淀。如果处理后的样本中仍含有大量的红细胞，就有必要用红细胞裂解液对其进行稀释和重新离心（详见用红细胞裂解液处理手术采集的样本的相关 SOP）。
（5）准备一个多个微滴并覆盖矿物油的皮氏培养皿，用于从处理后的睾丸细胞悬液中挑选精子（见从处理后的睾丸细胞悬液中挑选精子的 SOP）。
（6）向每个 10μl 的外围精子培养液微滴中加入 1～4μl 精子悬液。显微注射针中先吸一小段 PVP，以便在吸取精子时更好地控制，同时避免向 PVP 微滴吹出选择的精子时产生气泡。用显微注射针将细胞悬液中的精子转移到 PVP 微滴中。
（7）在处理后的样本中挑选完精子后，在 PVP 微滴中去除显微注射针上沾带的任何细胞碎片。
（8）将前面为 ICSI 预选的精子在放大 800 倍的显微镜下再进行最后的精子形态学评估。实施 ICSI 参照现行 SOP。对于 ICSI 后剩余的睾丸吸取组织可考虑冷冻保存。

8. 危急值

如果在处理后的睾丸组织悬液里仅有不活动精子或未发现精子，要立刻向实验室主任报告。如果处理后仅见到不活动精子，应使用不同方法来区分活的不动精子和死精子，从而辅助挑选有活力的精子用于 ICSI（见"选择有活力的精子用于 ICSI 的 SOP"）。

9. 实验效果的优化

为了提高睾丸精子的活力，可以将盛有睾丸组织悬液的微滴培养皿置于室温下培养 48 小时。这种情况下，微滴培养液使用 HEPES 或类似的缓冲液来配制。

10. 参考文献

Esteves SC; Agarwal A; Sperm Retrival Techniques. In: Gardner D et al, Eds. Human Assisted Reproductive Technology: Future Trends in Laboratory and Clinical Practice. 1st ed. Cambridge, Cambridge University Press, 2011, v. 1, pp.41-53.

Esteves SC. Semen Preparation: Sperm Extraction for ICSI. In: Malik S & Agarwal A, Eds. A Workshop on Human Spermatozoa and Assisted Conception, 1st ed. New Delhi, Jaypee Brothers Medical Publishers, 2011, pp. 37-47.

图 9.2　手术获得的睾丸精子处理过程的标准操作程序的简化实例

表 9.2 Androfert 生殖实验室技术手册内容目录实例

编码	名称
BCTG-MTO-01	供者选择标准
BCTG-MTO-02	样本采集
BCTG-MTO-03	样本的运输和分配
BCTG-MTO-04	样本的处理
BCTG-MTO-05	标本的保存
BCTG-MTO-06	样本的释放
BCTG-MTO-07	样本的丢弃
BCTG-MTO-08	样本登记和可追溯性
BCTG-MTO-09	员工资质和职责
BCTG-MTO-10	不符合项及其追踪处理
BCTG-MTO-11	生物安全规范
BCTG-MTO-12	文档记录和控制
BCTG-MTO-13	现有的技术和操作程序手册
BCTG-MTO-14	数据收集和存储系统
BCTG-MTO-15	生物废物管理计划
BCTG-MTO-16	可发育的组织和细胞库性能
BCTG-MTO-17	预防措施记录
CRIO-MTO-01	低温生物实验室描述
CRIO-MTO-02	低温生物实验室操作规程
CRIO-MTO-03	低温生物技术安全规范
CRIO-MTO-04	低温生物技术实验室质量控制指南
CRIO-MTO-05	标本冷冻保存
CRIO-MTO-06	液氮容器事故处理
ANDRO-MTO-01	男科学实验室描述
ANDRO-MTO-02	男科学实验室操作规程
ANDRO-MTO-03	精液样本采集、鉴别和标记
ANDRO-MTO-04	男科学实验室测试规范
ANDRO-MTO-05	男科学实验室生物安全规范
ANDRO-MTO-06	男科学实验室质量控制指南
ANDRO-MTO-07	男科学实验室器皿的洗涤程序
ANDRO-MTO-08	洗涤剂残留检测程序
ANDRO-MTO-09	塑料器皿用具精子存活率的测试程序
ANDRO-MTO-10	生物有害物质事故的处理程序
ANDRO-MTO-11	男科学实验室常规和清单
FIV-MTO-01	胚胎学实验室描述
FIV-MTO-02	胚胎学实验室特性和标准化
FIV-MTO-03	胚胎学实验室质量控制指南
FIV-MTO-04	胚胎学实验室常规和清单
FIV-MTO-05	CO_2 培养箱的 Fyrite 气体分析仪
FIV-MTO-06	CO_2 培养箱的电子巴哈拉赫分析仪
FIV-MTO-07	培养液的质量控制和 pH 值测定
FIV-MTO-08	培养箱的清洁和消毒程序
FIV-MTO-09	培养箱水托盘和支架更换程序
FIV-MTO-10	热板的质量控制
FIV-MTO-11	胚胎学实验室微生物控制
FIV-MTO-12	胚胎学实验室生物有害物质事故处理程序
FIV-MTO-13	胚胎学实验室的维护和清洁
FIV-MTO-14	胚胎学实验室质量改进方案

引自：Androfert- 男科和人类生殖医疗机构，巴西

人员

除了技术和 SOP 手册，生殖实验室应当有适当的人员履行其职责。监管机构和（或）专业组织应根据实验室人员配置建立应遵循的最低标准 [3-5]。对于没有制定相关监管程序的国家，可采用其他已建立的模式，如美国病理学家协会生殖实验室认证项目所推荐的要求 [6]。

总的来说，生殖实验室应有足够的人员可使他们在能力范围内按时完成工作，并具备可提供后备人员的相应机制。生殖实验室（RL）中实施的绝大多数测试 / 操作程序属于高度复杂的范畴，包括故障排除、解释、判断等，需要高级的知识和技能。根据美国生殖医学学会（ASRM）建议的指南，至少需要 2 名有资质的工作人员才能完成所有的技术服务 [3]。然而，人员的数量和人员水平应根据实验室规模和复杂性而定。对于男科学实验室，不同国家人员需求因实验室所属不同联邦、州或地方的法规的标准不同而不同。例如，在美国，高复杂度的男科诊断检测如人工评估精子密度和形态采用 CLIA 管理标准。该标准要求男科学实验室有 5 个不同层次的人员：实验室主任、临床顾问、技术督导、普通事务督导和测试人员。如果资质允许，一个人可以拥有一个以上的职位 [7]。

在大多数具有 ART 规范的国家，通常要求主任、督导和技术员这三个职位人员的资质和职责。实验室主任的要求在不同国家和地区会有所不同。有些地区要求主任必须具有医师资格，而有些地区要求有医师资格或者具有资质的某些学科的科学家，如生物化学、生物学和生殖生理学 [3-6,8]。实验室主任还应具有实验设计、统计学经验和解决问题的经验。实验室主任也应准备行使所提供服务的专业、组织、管理、咨询、科学和教学等多项职责，同时也负责维持质量标准、记录监管机构要求的遵从和实施情况。实验室督导和技术人员应具有相应的教育资历和经验，实验室根据规模和服务项目配置相应数量的人员。实验室督导的职责包括工作的日常监督和 RL 的监管。技术人员应该能够实施所有的常规技术并报告结果。美国生殖医学学会（ASRM）执行委员会建议，在胚胎学实验室最少应有 2 名工作人员完成过超过 150 例体外受精（IVF）周期 [3]。然而，在 IVF 周期数量更多并同时承担男科学职责的实验室应配备更多的工作人员。在我们的方案中，每年每名 IVF 和男科学技术人员能够分别完成 200 个 IVF（新鲜和冷冻保存）周期和 800 个男科学程序（精液分析、精子功能测试、ART 相关程序的精子处理和冷冻保存）的工作。

对中等或以上规模生殖实验室，其他不同水平的人员，如技术人员、护士、医疗助理、管理和辅助人员，也是很关键的。在我们的方案中，受过辅助生殖技术专门培训的注册护士和医疗助理负责：（1）对接受 ART 相关程序的夫妇提供护理服务，如取卵、手术获取精子和胚胎移植；（2）医生实施卵母细胞 / 精子收集和胚胎移植时给予技术协助；（3）为不孕夫妇提供教育、咨询和支持。

尽管在大多数实验室，实验室主任履行质量管理职责，理想的情况是，一名专职的质量经理负责实验室的质量管理。质量经理确保实验室主任和其他人员完全履行几项任务中的职责，也促进实验室内工作的所有员工间有效的合作。质量经理负责监督和评估向患者提供的服务的方案。质量经理与实验室督导和技术人员紧密配合，及时发现问题并找到解决方案，以确保实验室服务质量（质量保证）符合其质量特点。这样整合的团队工作可以逐步改进患者服务和内部生产相关工作的质量和效率（质量改进）。图9.3描述了生殖实验室职责和完成特殊任务的人员要求。

主要职责	说明	相关人员
临床意义、解释和相关结果	对实验室数据的临床意义作出解释和判断	主任、督导人员、胚胎学家、男科学实验室技术员
咨询	向医生和其他人员对实验室发现的临床意义提供咨询	主任和督导人员
合作交流	与认证和监管机构、政府部门、健康服务团体和患者人群进行有效的合作交流	全员
操作标准	根据实验室SOP执行程序	胚胎学家和实验室技术人员（主任和质量经理应该确定、实施并监督质量控制的操作标准）
技术水平	参与机构的能力测试程序	胚胎学家和实验室技术人员
监督	监督实验室的工作，确保产生临床可信的数据	主任、督导人员、质量经理
实验室数据的关联	关联实验室数据，用以诊断和患者管理	主任
质量管理	坚持质量管理方针，作为成员参与机构的质量改进委员会的工作	全员（质量经理承担质量管理计划实施的责任）
人员	通过适当的书面培训和实施实验室工作的经验，确保拥有足够的合格的人员	主任
教育	参与继续教育项目	全员（主任应当为实验室员工提供教学指导）
委托的实验室	选择和监督所有委托的实验室的服务质量	主任和质量经理
安全性	坚持实验室环境的安全方针，遵守良好操作和适用条例	全员（主任和质量经理负责实施实验室安全计划）
设备、方法以及试剂的选择	提供信息，选择最适合工具来评估患者的状态，做出正确的诊断	主任和督导人员
记录保持	报告和保存实验室的记录	胚胎学家和技术人员（督导人员/主任监督实验室拥有适当的记录系统）
遵守	所有的实验室人员必须遵守适用的联邦、州和地方的法律和法规	全员
行政和管理	提供有效和高效的实验室服务的行政管理，包括按照管理要求和基于责任的部门分配原则进行相应财政管理的预算计划和控制	质量经理和主任
改进	适合现有装备的计划和直接改进	质量经理和主任

图9.3 生殖实验室人员主要职责概述

结构和资源

生殖实验室应该具有足够的空间，提供安全和舒适的工作条件，并根据实施测试／程序的容量和范围进行设计。为实施所提供的服务实验室必须拥有或可以使用所有必要的设备。本章由于篇幅有限，不能详细描述建立生殖实验室的技术要求和基础设施。下面提供了有关生殖实验室的设计、资源和安全性的基本要求的相关信息。

专业学会和（或）监管机构实验室基础设施、设备和供应的最低标准已发表了，也可以在其他文献中找到 [3-8]。不同地区有不同的标准，有些国家的监管机构强制要求符合这些标准，例如欧盟和巴西。

在理想的情况下，生殖实验室应该坐落于交通便利、车流量低且安全的区域。一个高质量的实验室必须遵守当地的法规，实验室的设计、空气质量控制、照明、安全以及技术资源应当与之相适应。有关研究结果 [1,3-8] 推荐实验室所有治疗性操作都使用无毒的一次性材料。化学品和试剂必须正确标注和保存。胚胎学实验室内不允许使用有毒的化学品或放射性同位素。所有的实验室员工可以随时获得有关实验室技术、维护、方针手册以及参考材料。胚胎学实验室应尽可能实现无纸化以避免污染。可以通过使用电子手册、文档、表格以及电脑数码摄像等工具完成内部沟通。然而，当电子文档无法访问时（例如：实验信息系统或网络故障），实验室人员必须有相应的程序支持完成工作，例如，实验室必须保持容易获得的纸质或是电子版本的备份。生殖实验室可分出一间单独的办公室承担管理功能。

男科学实验室

男科学实验室虽然可与其他实验室相邻，但它应该有自己独立的空间进行各种以诊断和治疗为目的的操作。治疗性操作，比如精液处理和精液冷冻保存，应当在无菌环境下进行无菌操作。成本效益最佳的男科治疗性程序的实施应使用生物安全柜，因为它能在三个层面提供保护：（1）保护工作人员不会受到安全柜内有害物质的伤害；（2）保护标本在处理过程中不会受到污染；（3）保护环境不会受到安全柜内物质的污染。生物安全柜按照生物安全水平分类。由于生殖细胞／组织对人员和周围的低污染风险而且无有害蒸汽和气体，Ⅱ级 A 型生物安全柜是合适的（图9.4）。一个Ⅱ级 A 型生物安全柜常见特点包括：（1）前方入口开放，保持内向气流；（2）工作区域内高效、特殊的 HEPA 过滤设施、垂直的和单向的气流；（3）HEPA 过滤设施排放空气进入室内或进入设备排气系统。一个内置的风扇将室内空气通过前方的开口吸入柜内，到达前端进气格栅。供应的空气随后通过 HEPA 过滤器再向下流至工作台面。因为气流向下，在工作台面有 6 ～ 18cm 的落差，一半向下流的空气进入前面的排放栅，另一半通过后方的排气栅。工作台面产生的任何漂浮颗粒立即被向下的气流捕获，并通过前或后排气栅排出，从而为产品和人员提供最高水平的保护。排放的气体随后通过后增压的方式排放到位于安全柜顶部的供应和排放过滤器之间的空间里。限于这些过滤器的相对大小，大约 70% 的气体通过供应 HEPA 过滤器重新循环回工作区；而剩余 30% 的气体则通过

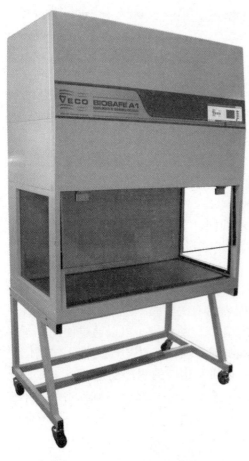

图 9.4 Ⅱ 级 A 型生物安全柜

排放过滤器经过滤后排放到室内或户外。更多关于生物安全柜的信息可从国家卫生基金会的网站获得（http：//www.nsf.org）。

男科学实验室进行治疗性操作时使用的生物安全柜，管理机构有可能会要求周围空气质量控制。比如在巴西，所有实施以治疗为目的的精子处理的男科学实验室应该具备正压空气粗颗粒过滤[4]。

实验室实施的检测／程序类型和数量决定物理区域的规划，也决定所需要的技术人员及设备的数量。图 9.5a、b 展示了一个典型的男科学实验室的空间布局。对于新建的实验室来说，谨记如果有现成的空间，扩大规模更加容易。这一点非常重要。因此，虽然小的空间也可以根据布局优化利用空间，但是预留未使用的空间会有助于实验室未来的扩展。

取精室是生殖实验室不可缺少的一部分，必须位于一个安静而私密的地方，并且紧邻男科学实验室（图 9.6）。室内应配备合适的家具及洗手池以便患者在取精前后都可以洗手。理想状态下，取精室最好配备小便池而不是坐便器。患者取精前应排空膀胱而不是肠道，以防止污染精液标本。室内应提供精液收集相关的指导、杂志和（或）视频。室内可以安装对讲系统的一个简单电子铃，当患者完成取精后通知护士或技术人员。

出于操作的目的，工作站应根据所开展的实验及程序进行设置。比如，用于常规精液分析的工作站应配置相差光学显微镜、血细胞计数板、热台及必要的试剂（图 9.7）。

另外可以装备专用工作台进行精子染色、精子形态学评估及抗精子抗体检测。同一个生物安全柜可用于精液处理和精子冷冻保存程序（图 9.8）。如果需要使用荧光显微镜，则需要一个暗室（图 9.9）。男科学实验室常用材料清单请见本章附录。

胚胎学实验室

胚胎学实验室是专门处理配子和胚胎的区域，与其他 ART 临床关键部门完全融为一个整体。胚胎学实验室的主要目标是在严格的污染控制和风险管理下，为配子和胚胎的操作和培养提供最佳的环境。

人类的配子和胚胎对于温度的变化、湿度、光照、污染以及物理损伤极其敏感。因此，胚胎学实验室必须在设计、建筑材料、设备、家具、照明、温度和湿度、安全性以及空气质量控制和监测等方面符合相应的要求，创建生物医学中独特的环境。

胚胎学实验室必须尽力降低配子和胚胎污染的风险，优化精卵受精形成合子并发育

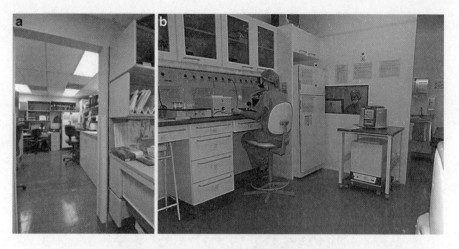

图 9.5a、b　男科学实验室空间布局

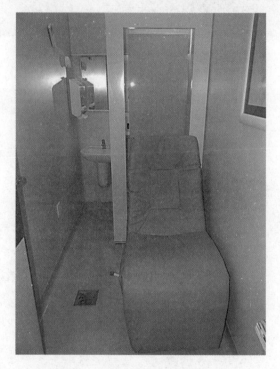

图 9.6　男科学实验室的取精室

成胚胎的最大潜能。虽然实验室的人员和试验设备是微生物污染的主要来源，但是，其他污染源还包括空气中悬浮的惰性和有机颗粒以及挥发性气体。坚持良好实验室操作和严格的空气质量控制，可以避免污染或使风险降至最小。有效的措施包括：（1）限制胚胎学实验室内工作人员数目，仔细计划工作流程；（2）严格遵守安全和高质量实验室标准；（3）实验室的设计和施工；（4）空气微粒和挥发性有机化合物（VOCs）的控制。前两个问题将在另外章节讨论，下面我们主要阐述实验室设计 / 施工和空气质量控制。

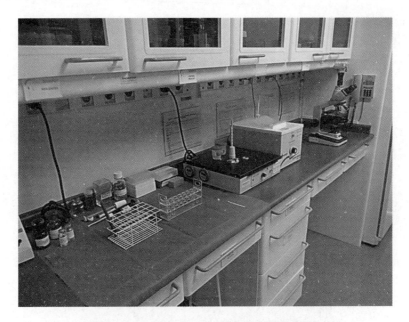

图 9.7 男科学实验室的精液分析工作站

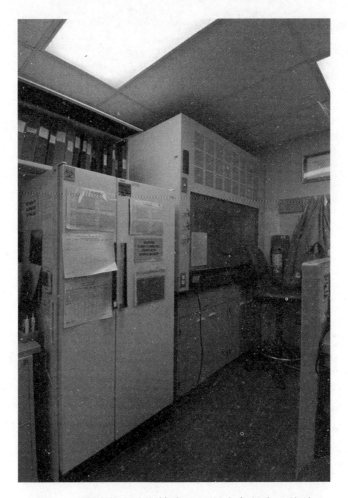

图 9.8 男科学实验室精液处理和冻存程序工作站

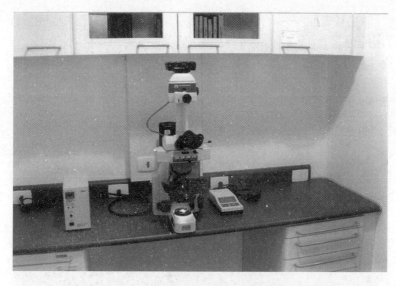

图 9.9　男科学实验室中荧光显微镜测试工作站

设计与施工

　　胚胎学实验室设计与施工时应确保所有治疗阶段的配子、合子和胚胎的处理是无菌和最佳的。理想情况下，它的位置和物理区域应该与实施临床程序的其他 ART 医疗机构 / 医院的设施整合，比如取卵室、取精室与胚胎移植室，还有男科学实验室与冷冻保存设施。实验室应尽可能靠近胚胎移植室，以减少胚胎移植时温度波动。据有关文献报道，胚胎从载入移植管到移至患者宫腔内，时间间隔最好小于 2 分钟[9]。

　　在胚胎学实验室设计和施工的过程中，我们不仅应该注意使用最先进的材料，也应该考虑使用符合人体工程的家具和设备。相关的要求可包括但不局限于以下几方面：

- 使用可调节亮度的白炽灯或无紫外线辐射的荧光灯进行照明。
- 墙壁和天花板使用低气味环氧树脂涂料。
- 使用不锈钢台面工作站，便于清洁和消毒。
- 应该具备配有洗手设施的更衣室，并尽可能靠近实验室。
- 推荐有专门的空间，用于实验室的材料的出入和样本的传递。
- 储存区的位置应该合理规划，使每个工作区高效和安全。

　　关键设备，如培养箱，应该能适当地监测和报警。市场现有的通过网络的远程监控装置已经有能力监控电源关机和环境噪音水平。另外，在培养箱的传感器上安装外部设备可以监测关键条件，如温度、二氧化碳、湿度是否超出了正常范围。一旦检测到警报值，该装置可自动发出报警邮件或短信告知实验室工作人员。实验室必须有自动紧急发电机以应对突发的电力故障。推荐至少具备两个以上的培养箱[5]，理想的数目取决于实验室程序的复杂性和工作量。在我们的工作方案中，每个培养箱最多同时容纳 4 位患者的配子或胚胎。此外，我们还有专门的培养箱进行囊胚培养以及准备 IVF 患者要使用的培养液。培养箱放置胚胎过多，会导致频繁地开关培养箱门，使箱内环境不稳定，进而影响胚胎的发育[10]。储气瓶应放置在实验室外或在一个单独的房间内，同时备有自动备份系统。热台和热块是配子、合子以及胚胎在培养箱外保持温度稳定的关键因素。胚胎学实验室常用的设备、材料和试剂清单可参见本章附录。图 9.10 展示了一个胚胎学实验室的空间布局。

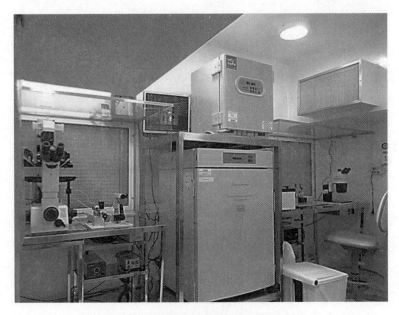

图 9.10 胚胎学实验室的空间布局

空气质量控制

已有数篇文献指出，有毒物质 [例如：细菌、微粒、灰尘和化学品（VOCs）] 会影响受精和胚胎发育（表 9.3）[11-23]。尽管对人类体外受精（IVF）的空气质量相关的特殊技术要求是否需要仍存在广泛争议，但大多数工作人员承认，更加严格的实验室管理就是更好地操作和执行最低空气质量标准 [21,24-27]。然而，应该设定多高的实验室空气质量标准，仍是一个争议的问题。动物实验表明，要在清洁的室内环境下培养胚胎，促进胚胎发育 [28]。在人类，研究证实，清洁的环境对于受精和胚胎发育是无害的 [17-23]。以前提到的研究结果认为胚胎学实验室内空气质量状况的严格控制可以优化生殖结果（表 9.3）。

由于环境空气质量在实验室实施人类组织和细胞的测试、处理、保存、储存和发送中的关键作用，也包括 ART 实验室，因此许多国家的监管机构已经颁布了包括空气质量标准特殊要求的指令 [4,8,29]（表 9.4）。这些文件考虑了以"预警原则"为前提来保护公共卫生安全，防止通过移植组织或细胞传播传染性疾病。当一项对人类健康的可能危险需要测试而科学的数据不允许完成风险的评估时，应该使用预警原则 [30]。

通过使用空气过滤系统，减少空气中的微粒以及降低 VOC 浓度，达到空气质量控制的目的。

表 9.3　关于实验室空气质量对体外受精影响研究的特点和主要结论

作者	发表时间	思路设计	研究对象	方法	结论
Little and Mirkes	1990	基础研究，动物实验	体外培养的大鼠胚胎	蛋白质和 DNA 分析	高浓度的丙烯醛（挥发性有机化合物）具有胚胎毒性
Cohen et al.	1997	基础研究，分析测量程序	无	人类 IVF 实验室中空气样本和 VOC 浓度测定	和外部未经过滤的空气相比，经过 HEPA 过滤的实验室空气和培养箱中 VOC（主要是甲苯和异丙醇）浓度更高
Schimmel et al.	1997	基础研究，分析测量程序	无	人类 IVF 实验室中空气样本和 VOC 浓度测定	和外界空气相比，二氧化碳罐和培养箱中 VOC 的浓度更高，使用活性炭和高锰酸钾过滤可有效降低空气中 VOC 的浓度
Hall et al.	1998	基础研究，分析测量程序，动物实验	小鼠模型	人类 IVF 实验室中空气样本和 VOC 浓度测定，使用 2 细胞小鼠胚胎对丙烯醛进行生物活性测定	可观察到实验室中 VOC 浓度在增加，可使用活性炭和高锰酸钾过滤降低空气中醛的含量，体外培养的小鼠胚胎的发育、着床和植入后发育均与空气中丙烯醛含量呈负相关
Mayer et al.	1999	临床研究，前瞻性随机交叉研究	接受试管婴儿治疗的不孕夫妇	分别在有或无 VOC 过滤器的二氧化碳培养箱中培育胚胎	在带有 VOC 过滤器的培养箱中培育的胚胎可提高不孕夫妇的受孕率
Racowsky et al.	1999	临床研究，观察实验	接受试管婴儿治疗的不孕夫妇	分别在有或无 VOC 过滤器的培养箱中培育 IVF 胚胎	使用带活性炭过滤器的培养箱培育 IVF 胚胎，可以有效降低自然产率
Boone et al.	1999	临床研究，观察实验	接受试管婴儿治疗的不孕夫妇	为体外受精、取卵和胚胎移植设立洁净室	减少空气中的颗粒物可为宫腔移植提供更多的优质胚胎
Worrilow et al.	2000	基础研究，分析测量程序	无	带 VOC 空气过滤的 IVF 实验室，设计一个高洁净、高流速的空气控制系统（HVAC）	IVF 实验室以及相关区域的空气均达到 100 级，该范围内没有房间的 VOC 浓度超过上限或大于 0.1PPB

续表

作者	发表时间	思路设计	研究对象	方　法	结　论
Worrilow et al.	2002	临床研究；观察研究	行 IVF 的不孕夫妇	IVF 在装有 VOC 过滤的洁净实验室进行。监测外围空气温度/湿度、内部空气颗粒物计数和 90 000 以上 VOCs 2 年以上	供应 IVF 高流速控制系统（HVAC）的周围空气的温度/湿度与季节相关；VOCs 进入 IVF 实验室显著影响种植率
Esteves et al.	2004	临床研究；观察研究	行 IVF 的不孕夫妇	设计和建立装有 VOC 空气过滤器的清洁室，用于 IVF 取卵和胚胎移植	可提高优质胚胎率、临床妊娠率，降低流产率
Von Wyl 和 Bersinger	2004	临床研究；分析测试程序和观察研究	无	在一家旧的（正在使用的）实验室和一家新的装有颗粒正压空气过滤装置的实验室分别检测 VOC 和空气微粒	在新的正压 IVF 实验室空气中复合物定浓度较低，受精率和妊娠率在新的和旧的实验室没有差异
Esteves et al.	2006	临床研究；观察研究	重度男性因素不育行 IVF 的夫妇	在装有 VOC 过滤装置的清洁室中获取精子和卵母细胞、胚胎培养和胚胎移植	在洁净实验室实施的 ICSI 周期，高质量胚胎率提高，自然流产率降低
Knaggs et al.	2007	临床研究；观察研究	无	实验室设施的设计符合欧盟组织和细胞条例（2004/23/EC）。在移到新的胚胎学设施前和后，在特定时间内对不同关键绩效指标进行分析	在洁净环境中实施的胚胎学操作对胚胎学实验室常规监测的关键绩效指标没有不利的影响。移到洁净室常规操作，提高种植率和临床妊娠率

IVF 试管内受精，VOC 挥发性有机复合物，HEPA 高效颗粒空气

表 9.4　遵照美国、欧盟和巴西管理指令的辅助生殖实验室环境空气质量要求

区域（指令）	美国（FDA 联邦条例 21CFR1271. 195，针对人类细胞和组织）[a]	欧盟[b]（EU 指令 2004/23/EC；2006/86/EC）	巴西（Anvisa RDC33/2006；RDC23/2011）
微粒过滤	以过程为基础，未定义规格	关键区域同 GMP[c] A 级空气质量[d]，其他区域[e] 至少相当 GMP D 级（可应用"除外"[f]）	关键区域[g] 至少符合 ISO 5 级（NBR/ISO 14644-1）标准
微生物污染	以过程为基础，未定义规格	目前 GMC 指南[h] 菌落计数符合 GMC A 级标准，周围环境至少符合 D 级	要求微生物监控；未明确特殊性
挥发性有机物过滤	无要求	无要求	通气系统应装备被嵌入活性炭的过滤器

[a] 当环境条件被合理地预测会造成人类细胞和组织或设备的污染或交叉污染时，或人类细胞和组织意外暴露在会传染的疾病因素时，环境条件必须适当控制，应该提供适当的操作条件。在适当区域，应当提供空气过滤和环境微生物的监测。

[b] 欧盟包括奥地利，比利时，保加利亚，塞浦路斯，捷克共和国，丹麦，爱沙尼亚，芬兰，法国，德国，希腊，匈牙利，爱尔兰，意大利，拉脱维亚，立陶宛，卢森堡，马耳他，荷兰，波兰，葡萄牙，罗马尼亚，斯洛伐克，斯洛文尼亚，西班牙，瑞典，英国

[c] GMP：欧洲委员会对制造业实践的指南修订附件 1（欧盟 2003 / 94 / EC）；空气颗粒物质量级别 A 和 D 分别等同于国际标准 ISO 14644-1 级别 5 和 8。

[d] 处理组织和细胞时暴露的环境。

[e] 背景环境：清洁区域以执行次关键步骤；滤过的空气供应应保持正压，使气流流向周围低级别区域并符合所有手术条件，应有效覆盖该区域。

[f] 在以下区域可以接受次严格的环境：(1) 已证实暴露于 A 级环境对要求的组织或细胞的特质有害；(2) 已证实实现在 A 级环境中执行要求的应用，组织或细胞给予受者的容器感染细菌或真菌的风险，要明显低于组织或真菌移植；(3) 技术上无法实现在 A 级环境中执行要求的流程（例如：由于程序中特殊细胞暴露的要求无法完全达到 A 级）

[g] RDC 33/2006 推荐以下方法之一以达到该种条件：(1) 生物安全柜 II 级 A 型；(2) 单向层流工作站；(3) 至少等同于 ISO5 洁净室

[h] A 级和 D 级环境最大集落形成单位（cfu）：空气样本（cfu/m³：<1 和 200），90mm 直径平板（cfu/4h：<1 和 100），50mm 直径接触板（cfu/板：<1 和 50），5 指手套（efu/手套：<1 和"不限定"）

微粒控制

实验室的工作人员、操作过程、设备等均可以导致污染微粒的产生。空气中的微粒可以长时间存在（如病毒、细菌、孢子和其他 < 1μm 惰性亚微米颗粒）或暂时悬浮（如清洁剂的残余物、衣物和皮肤脱落物，1 ～ 100μm）。在生殖实验室，相关微粒测量直径在 0.1 ～ 10μm 之间。然而大多数人认为直径 ≥ 0.3μm 的微粒应是 IVF 实验室微粒污染控制的目标。因为细菌和其他污染物可以附在微粒上面，因此减少微粒相当于提高空气质量。

洁净室指空气产生微粒的浓度控制在特定的界限内的环境。依据标准的要求决定需要去除微粒的水平。最常用的是 ISO 14644-1 国际标准，其建立了根据洁净室和清洁区空气产生微粒水平的空气清洁度等级 [31]（表 9.5）。虽然微粒计数与受精或者妊娠结局并无直接关系，但是间接数据显示空气更加清洁的实验室（微粒计数减少）可以提高 ART 结局 [17,21,23]。空气正压通过逐渐提高效率的系列过滤器，可以去除空气中的微粒。过滤效率可以通过降低滤膜孔径的方法来提高。首先，空气过滤去除较大的颗粒，如灰尘，随后，高效颗粒空气（High-efficiency Efficiency Particulate Air，HEPA）过滤器或者超低渗透空气（Ultra-low Penetration Air，ULPA）过滤器捕获小的颗粒、真菌、孢子和细菌，这样降低微生物的污染 [32,33]。HEPA 过滤器对 0.3μm 的微粒有至少 99.97% 的颗粒收集率，对更大或更小的颗粒的收集率达到 99.99%。因此，HEPA 过滤器能够有效过滤掉空气中的所有已知的感染物，从而确保无微生物的空气进入实验室。

除了空气过滤，只要有可能，遵从严格的规定和程序来控制或去除颗粒源，包括洁净室的正确设计和建设、清洁操作和员工培训。

表 9.5 根据 ISO 14644-1 标准确定空气清洁度级别

微粒 /m³（ISO 14644-1）

	0.1μm	0.2μm	0.3μm	0.5μm	1μm	5μm
ISO 1	10	2				
ISO 2	10	24	10	4		
ISO 3	1000	237	102	35	8	
ISO 4	10 000	2370	1020	352	83	
ISO 5	100 000	23 700	10 200	3520	832	29
ISO 6	1 000 000	237 000	102 000	35 200	8320	293
ISO 7				352 000	83 200	2930
ISO 8				3 520 000	832 000	29 300
ISO 9				35 200 000	8 320 000	293 000

VOCs 的控制

因为在许多产品和材料中有机化学复合物是必要的成分，因此室内和室外环境中到处存在有机化学复合物。IVF 实验室内外均存在有机化合物。VOCs 是可挥发性有机化合物，其成分使得其在正常的室内温度和压力条件下可以挥发[34]。室内的 VOCs 与臭氧发生反应，化学反应产生亚微米颗粒和有害的副产品，可能与一些敏感人群危害健康的影响有关。

普通空气成分组成和浓度的分析测试评估市区典型室外空气总 VOC 浓度 330 ～ 2240 μg/m^3（±636μg/m^3）[35]。7 个 ART 医疗机构进行的一项早期研究显示 VOC 污染降低空气质量，因为 VOC 从建筑物的外部进入到胚胎学实验室，进一步影响培养箱内部。VOC 浓度可以从室外的 533μg/m^3 到培养箱内的 2769μg/m^3，浓度增加 5 倍。

如上所述，VOC 与 ART 成功率降低有一定联系。VOC 类如芳香烃类（苯、甲苯、二甲苯）、醇类（乙醇、丙醇、苯酚）、烷烃类（丙烷、己烷）、醛类（壬醛、正癸醛）等均可在染料、油漆、印刷品、香料、食物添加剂中出现。在 ART 设备中，苯发现存在于 CO_2 钢瓶中[36]；塑料制品可以散发苯乙烷和苯甲醛[12]。ART 实验室还检测出其他挥发性有机物水平升高，从空气处理系统和制冷系统中得到的如甲苯、甲醛、异丙基乙醇和脂肪族碳氢化合物等[12,18,36]。实验室的清洁设备和手术器械均能产生 VOCs[21,37]。

VOCs 比 HEPA 有效滤芯孔径小 100 ～ 1000 倍，因此不能被 HEPA 过滤掉，但是可以被含活性炭的过滤器去除。碳原子间隙存在游移电子云，可以产生电子胶的效应，迫使化学污染物与碳原子结合。醇类和醛类不容易被碳吸附，但是它们却能够被高锰酸钾氧化，因而解毒。因此，为了保护实验室 VOCs 对配子和胚胎的损害，应在通风系统内安装的过滤器中置入活性炭和高锰酸钾[14]。活性炭捕获苯、甲醛等复合物，而高锰酸钾氧化醇类和醛类。此外，因为 VOCs 是可溶于油的[38]，培养液覆盖矿物油可发挥洗手池的作用捕获 VOCs。

空气质量的测试及相关仪器

在生殖实验室，与控制污染相关的重要测试有颗粒物计数、空气流量和速度、VOC 的释放、湿度、温度以及表面清洁度（图 9.11a、b）。人员是污染的主要来源，这包括人的新陈代谢过程（掉落的皮肤角质、油脂、头发以及汗渍），各种行为（移动、打喷嚏和咳嗽等）和态度（工作习惯以及工作人员之间的交流）。实验室内的设施应该有特殊标准和（或）仪器来测量这些因素。另外，程序应该由第三方认证机构评估或验证。

颗粒计数是评估空气质量的标准方法[39]。颗粒计数器提取空气样本通过激光束，然后确定空气中的颗粒大小和总数（图 9.11a）。特定容量空气中的特定大小颗粒物数量决定了房间的清洁度（见表 9.5）。

测量的 VOCs 可以通过 Tenax TA 的空气吸附、热脱附，在 100% 非极性柱（二甲基聚硅氧烷）气相色谱分离，或质谱分析[12]。目前的 VOCs 测量技术需要复杂的设备，并且无法实现快速实时监测。另外，可以根据有机化合物和传感器组件之间的关系和不同的原理检测 VOCs。已有电子设备可以检测出 10^{-6} 浓度（ppm）的颗粒。有些设备可以合理地预测环境或封闭空气中的 VOCs 的分子结构，能用于化学指纹的准确监测并进

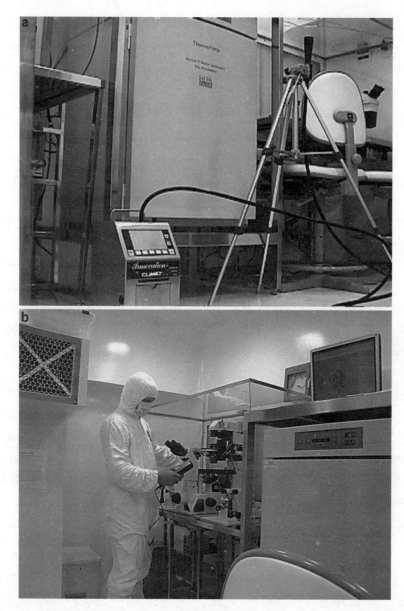

图 9.11　洁净室有效性检测：a. 空气颗粒计数监测；b. 空气流量和流速检测

一步作为健康监测装置。比如，全息传感器可以利用颜色的变化直接阅读分析物浓度 [40]。利用传感器测量 VOCs 含量的设备的主要限制是其检测范围。辅助生殖实验室单独有害 VOCs 的浓度非常低，通常检测 VOCs 的精度为 ppm 的设备不能检测。更低检测限定（如 10 亿分之几）的设备更适合监测 IVF 机构的 VOCs 水平 [12]。室内空气中 VOCs 的测量在很大程度上取决于测量的方法。了解这一点非常重要。所有可用的测量方法在识别和准确量化能力方面可以进行选择，但没有一种设备可以检测所有 VOCs。例如，一种方法检测甲醛和其他类似的化合物，而另一种检测苯和甲苯。测量方法和分析工具的范围很大，将决定测量的灵敏度和它们的选择性或偏差。这就是为什么对特定环境 VOCs 的任何浓度报告需要描述 VOCs 是如何测量的，这样对结果能给出准确的解释。

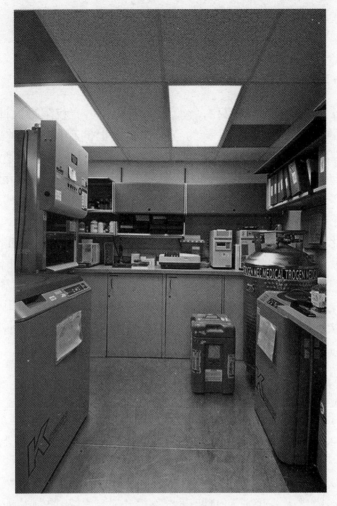

图 9.12　冷冻室

我们认为，相对于目前进行的昂贵和耗费劳动力的 VOC 测试，使用 VOC 降低技术，例如安装嵌入活性炭和高锰酸钾的滤过器的空气流通系统，是一个更佳的实际解决方案。

冷冻室

男科学和胚胎生殖实验室可以分享同一个冷冻标本储存室。"冷冻室"是一个专门保存样本和具有液氮供应的贮存室。

一个设计良好并具有最佳风险管理标准的专用冷冻室的典型特点包括：

- 液氮的外部存储
- 液氮的输送管道进入冷冻室
- 整合的电池供电的液氮低水平报警系统
- 潜在的氮气泄漏源附近安装氧气耗尽报警系统。传感器永久监测该区域，控制面板显示氧气水平，一个传感器报告氧浓度降低事件时提供报警。氧消耗报警通常设定在

体积的 19%

- 一旦氧气水平降低，负压通风系统启动排出氮气
- 在紧急情况下使用联锁门系统允许逃离但防止进入
- 系统所有方面的日常维护

其他最佳操作措施包括：(1) 只有实验室的工作人员有权限进入储存室；(2) 液氮 (LN2) 容器和（或）冷冻系统有足够的空间并能根据储存样本的类型进行识别；(3) 能从男科学和胚胎学实验室的计算机网络进入库存系统（优先考虑适当的电子备份）。除了液氮低水平面的报警系统，当使用无压杜瓦瓶时，手工检查液氮的水平面是非常重要的。蒸发率可以通过制造商的说明和每罐盖打开的频率来计算（表 9.6）。从这些计算中获得的信息可用于确定液氮罐液氮补充的优先次序。

由于液氮的化学性质，冷冻室应该设计和配备适当的安全通风和氧监测预警措施。在正常使用时，液氮是安全的，但它通过蒸发回复气态时（例如溢出时）出现大的体积膨胀：1L 液氮产生约 680L 氮气。该膨胀率将很快取代有限空间内的空气，如果没有控制措施会造成氧气耗竭。因此，冷冻室应配备相应系统，用于监视周围空气中的氧气，并用相当于至少 $75m^3/(h \cdot m^2)$ 的负压排出空气 [4]。万一出现灾难或管道渗漏，必须备有处理冷冻保存的样本的应急计划。

案例学习：如何设计和实施生殖实验室空气质量控制设施

在这一部分我们将描述如何设计和实施生殖实验室和相关区域的空气质量控制 [41]。我们也将展示洁净区的空气质量监测结果和洁净室设施中人类胚胎培养的回顾性数据。

洁净室在 ISO 14644-1 中被定义为"控制室中空气颗粒的浓度，采用适当的建造和使用的方式，使室内进入、生成和潴留颗粒物最小化，以及控制其他相关的参数，例如，温度、湿度和压力。"然而在 ART 区域中，不仅仅是单独消除颗粒，也需要其他的过滤机制通过粗、细和高效微粒空气（HEPA）过滤器和（或）超低微粒空气（ULPA）过滤以控制污染。在这个意义上，有必要清除由实验室内使用的材料和清洁剂不断产生的 VOCs。可以通过高锰酸钾浸制椰壳活性炭过滤器去除 VOCs。因此，一个更好的对于 ART 洁净室的定义是：控制"一个房间中的空气颗粒的浓度和 VOCs，建造和使用的方式旨在最小化室内引进、生成和潴留颗粒物，以及其他相关的参数也需要控制，例如，温度、湿度和压力。"

表 9.6　在 Androfert 运行情况下液氮罐挥发率和补充罐装液氮量的计算

液氮罐	高度 (cm)	体积 (L)	比例 (L/cm)	挥发率 (cm/月)	挥发率 (L/月)	挥发率 (L/天)	最低液氮水平 (cm)	最低液氮水平 (L)	至最低液氮水平天数
YDS-65	46	65	1.41	16	22.61	0.75	28	39.57	34
Volta-34	40	34	0.85	15	12.75	0.43	15	12.75	50
Volta-20	42	20	0.48	12	5.71	0.19	25	11.90	42
SX-44	40	44	1.10	12	13.20	0.44	25	27.50	37
XC-47	42	47	1.12	12	13.43	0.45	25	27.98	42
VHC-35	40	35	0.88	12	10.50	0.35	25	21.88	37
YDS-47	42	47	1.12	10	11.19	0.37	15	16.79	81
HC-35	40	35	0.88	13	11.38	0.38	25	21.88	35

胚胎学实验室及相关设施

建造细节

所有的表面，包括天花板、墙面和地板都采用光滑的无渗透性和不脱落的材料。天花板和墙面的连接处应做弧形连接。墙面要采用低气味的环氧树脂涂料，地板采用热焊接工艺并且表面覆膜的乙烯地板。胚胎学实验室以外的墙壁和地板采用基于聚氨酯的涂料。照明设施镶嵌于天花板内并密封，并且在洁净室不应该有水槽和排水沟。此外，我们选用 VOC 挥发性能低的材料。例如，不使用玻璃纤维、木材和塑料材料，并避免使用需现场组装的预制建筑材料。相反，首选已经过表面处理的材料的原位湿式施工。不锈钢和电镀铝的材料可用于门、窗、通风口和扩散器以及工作站中。在需要的时候可使用水性低 VOC 黏合剂。

洁净室内只能放置尽量少的家具、设备和物资。此外，家具和设备都应非渗透性、无脱落、可清洁和耐频繁的清洗和消毒。

空气净化单元房间

空气净化单元（air-handling ventilation unit，AHVU）房间 [2.1m 宽 ×3.9m 长 ×2.5m 高（20.5m³）] 包括一个安置于屋顶的空气处理单元（例如 UAECA-300，Veco Campinas，Brazil），吸入外界空气进入主通风装置前经过粗效过滤（G4）和活性炭过滤器。独立的主通风装置（例如 UVCA-3000；Veco，Campinas，Brazil）将预过滤的外部空气和洁净室的回风通过较粗的滤器（G3）过滤器（第一级过滤），经过一个 16 单元高锰酸钾浸染的球状椰壳为基质的活性炭过滤器（第二级过滤），然后通过细（F8）粉尘过滤器过滤（第三级过滤）。G3 过滤器为初级过滤，收集粗粉粒的效率为 80%～90%，而 F8 型中效过滤器是用来收集和保留小粉尘，效率为 90%～95%。最后，滤过的空气通过 HEPA 过滤扩散器进入洁净室（图 9.13）。地板和天花板的通风口将洁净室中空气返回主要通风装置，与已有的空气混合。

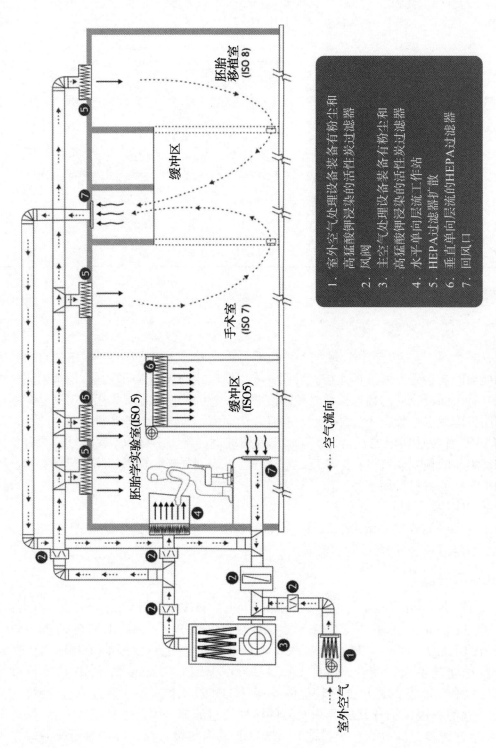

图 9.13 辅助生殖实验室洁净室和相关洁净区域

1. 室外空气处理设备装备有粉尘和高锰酸钾浸染的活性炭过滤器
2. 风阀
3. 主空气处理设备装备有粉尘和高锰酸钾浸染的活性炭过滤器
4. 水平单向层流工作站
5. HEPA过滤器
6. 垂直单向层流的HEPA过滤器
7. 回风口

→ 空气流向

室外空气

胚胎移植室 (ISO 8)

缓冲区

手术室 (ISO 7)

胚胎学实验室(ISO 5)

缓冲区 (ISO5)

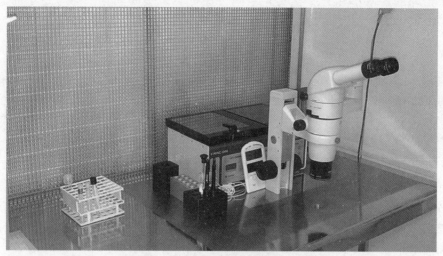

图 9.14　卵母细胞和胚胎操作工作站

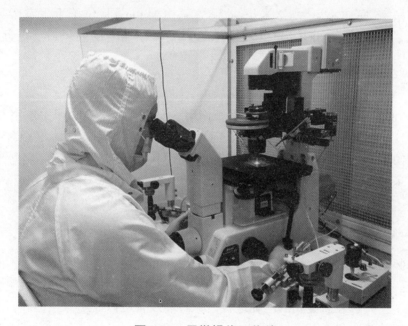

图 9.15　显微操作工作站

胚胎学实验室

胚胎学实验室的洁净室〔(3.5 米宽 ×3.9 米长 ×2.5 米高（34.1m³)）〕有 2 个装于天花板的 HEPA 过滤器的空气扩散口和两个固定在墙上的 HEPA 过滤器扩散口，可为工作站提供水平单向层流，用于卵母细胞、胚胎操作和显微注射（图 9.14、图 9.15）。

4 个位于地板上的回风口将空气回送至主空气处理单元。进入洁净室需先通过一个缓冲间。该室配备 2 个装于天花板的收集洁净室空气经 HEPA 过滤的空气扩散口，提供垂直单向层流至整个缓冲间。缓冲间配有干净的壁橱用于储存口罩、安全眼镜、头罩、实验室工作服、鞋以及一次性实验室用品，并作为更换隔离工作服的区域。缓冲间也可以用于相邻的手术室和胚胎学实验室间传递标本。缓冲间和洁净室每小时分别进行499次和103次空气交换。

手术室

手术室 [4.7米宽 × 3.6米长 × 2.8米高（47.4m³）] 有独立的安装于天花板的HEPA过滤器送风口和安装于墙上的回风口（在近地板水平）（图9.16）。

通过这些通路，房间中的空气每小时可进行12次交换（图9.13）。手术室还应备有一个便携式小型高效颗粒空气（HEPA）过滤器（例如DM-66，Veco，Campinas，Brazil）（图9.17）。在取卵和精液采集中，将试管加热架放置于小型过滤器内，直接提高试管打开盖和盖上的盖操作区域的空气质量。进入手术室需通过一个缓冲间，员工在此进行手部清洁和完成其他会产生颗粒的活动。此外，缓冲间是一个过渡区域，不断维持手术室和更衣室的空气压差，确保气流从清洁区到非洁净区，减少对HVAC控制系统的需要。

胚胎移植室

胚胎移植室 [3.0米宽 × 3.2米长 × 2.6米高（24.9m³）] 位于手术室旁边，有独立的安装于天花板的高效HEPA过滤器送风口和安装于墙上的回风口（在近地板水平）（图9.13和9.18）。该房间中的空气每小时交换9次。

正 压

不同房间之间维持正向压差。胚胎操作室/缓冲间相比于取卵手术室是正向压差（2.1 mmWC），相比于胚胎移植室也是正向压差（0.7 mmWC）。手术室相对于更衣室和走廊也是正向压差（0.5 mmWC）。

男科学实验室和冷冻保存储存室

建造细节

类似于胚胎学实验室，所有男科学实验室和冷冻室墙面应采用光滑、不透水、不会脱落的材料。墙面和地板的衔接处应做弧形连接，墙面采用低气味的环氧树脂漆，地板采用热焊接工艺并且表面覆膜的乙烯地板。家具和设备应该使用非渗透性、无脱落、可清洁、耐频繁地清洗和消毒的材料。

男科学实验室

男科学实验室 [3.5米宽 × 5.1米长 × 2.8米高（50.0m³）] 装有置于屋顶的空气净化处理设备（例如：UAECA-300，Veco Campinas，Brazil），抽取外界空气通过粗效（G3和F8）以及活性炭过滤之后进入装于天花板的HEPA过滤器，采用702m³/h的正压将过滤后的空气送入实验室（图9.18）。实验室配有Ⅱ级A型生物安全柜（例如：Bioseg-09，Veco，Campinas，Brazil）用于治疗目的精子处理和冷冻保存。员工进入男科学实验室前需在缓冲间更衣和进行手部清洁。

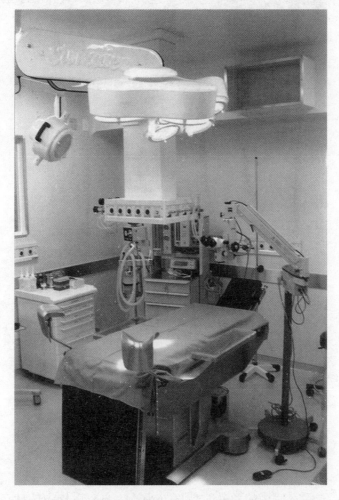

图 9.16　天花板装有 HEPA 过滤器的手术室

冷冻保存储存室

储存低温样品的液氮罐放置在冷冻储存室中 [2.1m 宽 ×3.5m 长 ×3.0m 高（22.1m^3）]。冷冻储存室装配有氧气消耗报警装置和通风系统并与周围空气形成 150m^3/（h· m^2）的负压。通过男科学实验室进入冷冻储存室。

降低污染的机制

除了建筑细节、家具、设备以及日常用品的选择，许多措施可以用来降低污染。应限制人员进入生殖实验室。进入生殖实验室前需要通过装备隔离衣更换室和洗手区域的缓冲间。进入生殖学实验室和邻近区域（手术室和胚胎移植室）的所有人员需要穿戴手术服、口罩、手术帽和手术室专用鞋。人员需要走过胶垫以清除鞋底的脏物和尘土。胚胎学实验室和手术室之间的缓冲间允许配子和胚胎的传递，应尽可能降低胚胎学实验室和相邻手术室的空气混合。胚胎学实验室人员需要穿戴非脱落的涤纶工作服、头套和鞋套，同时佩戴口罩和手套。进入胚胎学实验室之前的穿戴工作要在实验室和手术室之间

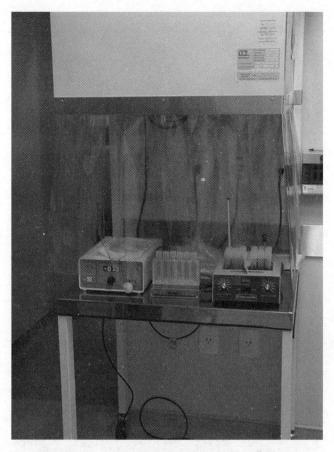

图 9.17 含 HEPA 过滤器的便携式小型操作台

的缓冲室进行（图 9.19）。

选择在胚胎学实验室使用的商品时要格外小心。只有无棉绒的抹布、洁净室用纸和铅笔可以使用。许多化妆品含有钠、镁、硅、钙、钾或铁等物质，可能释放 VOC。因此，这些化学物禁止带入生殖实验室。

清洁是污染控制系统必要的组成部分。每天要在生殖实验室和周围关键区域执行清洁任务，包括清洁工作面、设备和通风口，清除垃圾和废物，用异丙醇清洁缓冲间和更衣室的门、门框和锁以及擦拭所有房间的地面。而且，所有要进入生殖实验室区域的设备、材料和容器在进入前先清洁。房间和培养箱每月清洁。房间每年一次用 2% 的次氯酸钠溶液消毒。

作为质量控制的一部分，每日 2 次获取房间和培养箱的温度和湿度值。每半年进行一次微生物监测。从关键区域取样，如固定板及表面取样（例如：棉签和接触板）和手套取样。抑制霉菌琼脂培养皿（用于真菌）和血琼脂培养皿（用于细菌）标注上房间、位置、日期，放在生物危害品袋中送去进行微生物分析。

空气质量监测

每半年一次的验证测试由第三方认证公司（CCL，Campinas，Brazil）实施。尽管颗粒计数是评价空气质量的标准方法，其他的一些监测也同时进行，包括空气容积流量

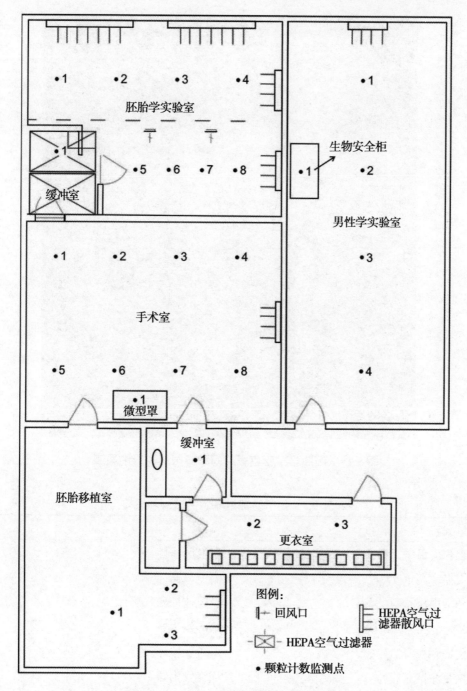

图 9.18 ART 实验室布局和相关设施

和速率、过滤器完整性泄漏试验、不同房间之间的气压差测量、周围空气温度和湿度等（表 9.7 和图 9.11a、b）。

在胚胎学实验室和其他关键区域的不同地点进行颗粒计数。对于这项测试，每个胚胎学实验室和手术室选择 8 个点、每个缓冲间选择 1 个点、每个手术室和男科学实验层流柜选择 1 个点，胚胎移植室选择 3 个点，男科学实验室选择 4 个点，更衣室选择 2 个点分别进行监测（图 9.18）。

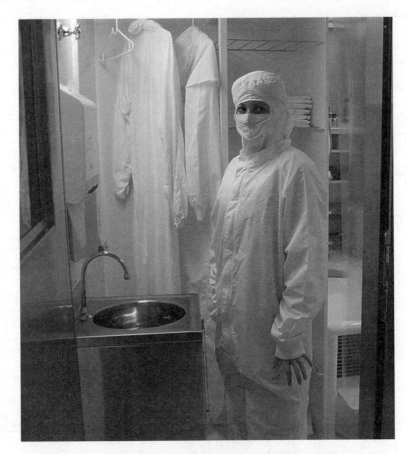

图 9.19 胚胎学实验室缓冲间和穿戴隔离服的员工

表 9.7 用于验证洁净室的试验和设备

验证试验	设备
空气容积流量率	温度风速计
空气交换率测量	温度风速计
空气和室内压差测量	微风速计和气压计
HEPA 完整性泄漏试验	烟雾发生器
空气传播颗粒清洁计数	电子颗粒计数器
性能恢复测试	烟雾发生器
照明水平的测定	照度计
噪声水平测量	分贝计
温度和湿度监测	温度计和湿度计

所有试验根据 IEST 006.2 标准执行

在休息条件下和人员实施日常活动时（工作状态）的 9 个工作地点中逐一进行 10 个颗粒计数循环。每个监测点的三种不同大小颗粒（0.3、0.5、5.0μm）进行计数，结果汇总并提供每个点每种颗粒计数值和每个点三种颗粒的平均值。我们常规在工作状态下使用颗粒计数确定洁净室分级。比较报告结果，监测任何颗粒增加的趋势和其他验证测试（表 9.8）。在每半年的认证中，认证公司会提供一份报告和建议清单以保持和改进空气质量条件。预过滤器每半年更换一次，HEPA 过滤器根据微粒计数和滤器完整性实验结果酌情进行更换。如果微粒计数超过临界范围，实验室主任需要评估测定程序以确定潜在污染来源。正如前面所讨论的，由于目前所使用检测技术的局限，VOC 释放不在认证程序评估之内。我们常规每半年更换所有活性炭和高锰酸钾填充的滤器。

临床结果

表 9.9 显示了在洁净室环境中培养的人类胚胎的回顾性数据分析和 ART 的临床结局。在安装了洁净室之后，妊娠率和活产率在第一个三年有显著升高（24% 和 37%。），同时流产率显著下降（30%）。在这个时间段，胚胎发育提高，而受精率没有变化。这个结果是在移植相同数量胚胎的情况下得到的，尽管前一组女方年龄偏低。因此，尽管我们减少了移植胚胎的数量，妊娠率和活产率稍微降低，但是流产率没有改变。另外在这三年之中，寻求做 IVF 的妇女年龄显著上升。然而需要指出的是，移植日优质卵裂球期胚胎的比例在过去几年内稳步上升，而同一时期胚胎培养技术没有明显改变。而且，洁净实验室建立后实施 ART 患者的病因（男性因素、女性因素或双方因素）也没有明显改变。

在早期的研究中，我们也比较了不同的洁净实验室的 IVF 结局。其中一篇报道评估了总的 IVF 人群中 468 个连续 ICSI 周期的情况[20]；而在另一个研究中，我们分析了男性因素不孕亚组的结局[22]。在这两项研究中，取卵、配子操作、胚胎培养和移植都是在 2 个不同的 ART 系统下进行的，其一在胚胎学实验室及其相邻关键区域严格控制包括 VOC 和粒子数在内的空气质量，另一则仅维持胚胎学实验室最低的空气质量控制标准。在两项研究中，洁净工作室获得的胚胎质量和妊娠率都显著升高，且流产率明显降低，两组在女方年龄、每周期卵巢刺激时间、促性腺激素的用量、获卵数、用附睾或睾丸精子的 ICSI 周期比例差异无显著性。

我们的资料显示 IVF 实验室的空气污染的存在与 ART 结局有相关性。关注这项重要的技术因素会有助于优化治疗结局[42]。

实验室安全

生殖实验室应该着重采取措施保护健康，不仅仅是实验室工作人员的健康，同时要保证所操作生物样本的安全。后者在实施治疗程序时尤为重要。足够的实验室设施和资源对于安全至关重要。实验室设施的设计要注重优化操作效率并降低对工作人员的伤害和职业疾病风险。

设施资源包括空间设计、仪器、家具、通信系统、供应、通风、管道气体和水、公共设施和安全。其中，空间设计是优化工作流程的关键。实验室的环境有利于提高员工

表 9.8　生殖实验室（RL）和相关关键区域验证试验结果的文件实例

设备	ISO 14644-1 洁净室分级	空气微粒计数			周围空气		噪声分级 (dBA)	空气体积流速 (m³/h)	每小时空气交换速率数量
		0.3μm/m³ᵃ	0.5μm/m³ᵃ	5μm/m³ᵃ	湿度 (%)	房间温度 (℃)			
胚胎学实验室	ISO 5	2 877±1 381	649±354	0±0	43.1±6.8	25.5±0.5	64	3 509	103
胚胎学实验室缓冲间	ISO 5	1 429±1 015	596±597	0±0	–	–	62	1 593	499
手术室	ISO 6	99 472±26 870	1 626±523	85±64	46.3±5.9	25.8±0.7	66	593	12
手术室和缓冲间	ISO 7	80 472±12 084	2 098±466	2 282±107	–	–	67	–	–
胚胎移植室	ISO 7	84 657±10 683	1 239±781	1 741±616	49.2±4.7	25.2±1.5	58	224	9
男科学实验	ISO 7	–	313 980 ±38 759	350±86	47.5±6.3	25.1±1.7	66	702	14
P 值ᵇ	–	<0.001	<0.001	<0.001	–	–	–	–	–

每半年的验证试验由第三方公司进行（CCL, Campinas, BRAZIL）。

ᵃ 手术中得到的空气微粒平均值

ᵇ 数值以平均值±标准差表示。在全体人员活动情况下，在每个地方进行 10 次的微粒计数。颗粒计数结果用方差分析比较。$P<0.05$ 被认为差异显著。

其他洁净室验证方法（空气湿度、房间温度、噪声水平、空气体积流速和每小时空气交换速率）仅限于描述性

表 9.9 （1999—2010）连续几年实施辅助生殖技术的患者特征和主要检测结果（Androfert, Brazil）

	1999—2001[a]	2002—2004[a]	2005—2007[a]	2008—2010[a]	P值[b]
周期数[c]	255	389	632	1039	–
女性平均年龄，岁（±SD）[d]	30.2 ± 5.2	32.8 ± 5.4	34.7 ± 5.1	34.4 ± 4.9	<0.001
ICSI 适应证, %[e]					
男	28.2%	29.2%	30.0%	26.5%	0.11
女	44.6%	31.1%	30.5%	38.4%	0.89
双方	27.2%	39.7%	39.5%	35.1%	0.76
平均获卵数, n[e]	10.8 ± 6.9	10.7 ± 6.6	9.9 ± 7.3	10.3 ± 7.2	0.11
平均 M II 卵数, n[e]	8.9 ± 5.6	8.9 ± 5.7	8.0 ± 5.8	8.4 ± 6.0	<0.001
平均 2PN 受精率, %[e]	69.4 ± 25.3	70.3 ± 33.0	65.4 ± 37.5	65.0 ± 31.9	<0.001
移植日高质量胚胎, %[f]	36.4 ± 29.2	46.9 ± 30.6	45.8 ± 33.5	52.3 ± 35.2	<0.001
每个患者平均移植胚胎数[g]	3.3 ± 1.8	3.4 ± 1.5	2.9 ± 1.4	2.3 ± 1.1	<0.001
每个移植周期临床妊娠率 %[h]	36.2%	44.8%	38.0%	38.1%	0.03
流产率 %[i]	28.9%	20.1%	22.8%	22.3%	0.04
活产率 %[j]	25.7%	35.2%	31.3%	31.1%	0.02

中心在 2002 年开始向 REDLARA（Latin American Registry）报告数据

数据仅包括向 REDLARA 移植新鲜胚胎周期

ICSI 胞质内单精子注射

[a] 2002 年以前没有建立有洁净室设备和对于 VOC 执行严格空气质量控制标准

[b] 卡方检验，方差分析和 Kruskal-Wallis 检验，P<0.05 被认为差异显著

[c] 向 REDLARA 报告总周期数是 2060

[d] 1999—2001 vs 2002—2004，P<0.001；2002—2004 vs 2005—2007 和 2005—2007 vs 2008—2010，p=0.01；2005—2007 vs 2008—2010，P>0.05

[e] 1999—2001 vs 其他，P>0.05

[f] 1999—2001 vs 其他，P<0.001；2002—2004 vs 2005—2007，P>0.05；2002—2004 和 2005—2007 vs 2008—2010，P=0.007

[g] 1999—2001 vs 2002—2004，P>0.05；1999—2001 和 2002—2004 vs 其他，P<0.001；2005—2007 vs 2008—2010，P=0.01

[h] 2002—2004 vs 其他，P=0.03，其他配对比较，P>0.05

[i] 1999—2001 vs 其他，P=0.04，其他配对比较，P>0.05

[j] 2002—2004 vs 其他，P=0.02，其他配对比较，P>0.05

的绩效。工作台和存储空间应该充足和方便，利于处理样本以及容纳设备和物资。应该为测试系统提供特殊的环境控制的工作区域。工作区应做相应设置，使沟通和工作流程更容易和顺畅[6]。此外，要保护患者和访客免受可能的危害。

大多数实验室的伤害和工作相关的感染是由人为的错误、实验室技术的匮乏和设备的误用造成的。能够避免或减少最常见问题的技术方法包括：（1）实验室标本的安全处理；（2）使用移液管和移液辅助设备；（3）避免潜在感染材料的播散；（4）使用生物安全柜；（5）避免误食潜在感染的材料和与皮肤和眼睛的接触；（6）避免意外注射感染性材料；（7）小心使用离心机、冰箱和冰柜；（8）针对血液、体液和其他组织的标准预防。上述技术方法的详细描述可参照其他文献[43]。

生殖实验室主要处理生物体液、试剂、化学品和一次性器具。因此，生殖实验室属于基本"生物安全2级"设施[43]。生物安全级别是根据设备特点、结构和组成以及仪器设备和不同的操作流程来分类的。生物体液可能被细菌、病毒或真菌污染。精液和卵泡液中最重要的传染微生物是HIV和乙型肝炎、丙型肝炎病毒（HBV和HCV）。这些微生物被归为"2级风险"病原体，这意味着暴露于这些致病物可能会导致严重的感染，但是由于具备有效的治疗和预防措施，受感染的风险不高。应对实验室工作涉及的试剂进行风险评估从而定义其安全级别。这样的评估要考虑风险人群以及其他因素，以建立适当的生物安全水平。生殖实验室主旨不在于处理污染的生物标本，如HIV、HTLV、HBC或HCV阳性的生物安全2级样本的处理，需要相应的设施、设备和安全操作规程。作为安全预防措施，生物安全2级实验室需要设置控制的通风空气处理系统和生物安全柜。然而，对于感染标本，生物安全3级设施更加合适，可以提供必要安全水平的防护。

生殖实验室安全程序概述见表9.10。

表 9.10　生殖实验室安全

人员安全	实验室仪器
所有的实验室人员应该接种乙型肝炎免疫疫苗 严禁在男科学实验室内饮食、饮酒、吸烟、使用化妆品或储存食物 严禁使用口吸管，应使用机械移液装置用于液体的操作 所有的实验室人员要穿防护服，离开实验室时脱掉 当处理标本和（或）容器时戴一次性手套，在离开实验室或使用电话、电脑时脱掉手套，手套不能重复使用 应经常洗手，特别是在进入实验室前或脱掉防护服和手套后 要采取预防措施，以避免被体液污染的锐器扎伤，同时避免体液与开放的皮肤、割伤、擦伤或病变直接接触 应采取措施防止生物流体泄漏 所有尖锐物品（针、叶片等）在使用后应妥善放置在适当的容器内，密闭后同其他危险物品一起进行处理 所有潜在的危险物品（手套、标本、容器、塑料制品）在使用后都应适当地处理 所有执行操作的员工都应戴面罩或口罩 必要时，员工应穿戴防护安全护目镜、绝缘手套和鞋，如处理液态氮时	接触了生物标本的工作台面和非一次性容器每天用70%的异丙醇消毒。消毒在每日工作结束或体液溅出时进行 每日对仪器、门、门框和地板用70%的异丙醇消毒 对进入实验室的所有仪器、材料和容器在进入之前用70%的异丙醇消毒 每月对房间（包括墙壁和天花板）和培养箱进行定期70%的异丙醇消毒 每年，房间用2%的次氯酸钠溶液消毒，然后用灭菌水洗净

实验室人员的安全程序

生殖实验室应该建立和采用安全手册，辨别已知的和潜在的危害，采取特定的操作和程序，以消除或尽量减少这类危害。一个有效的安全方案将确保实验室安全操作和程序整合入员工的基本培训中。应该向员工介绍操作规范和地方指南，包括安全或操作手册。举例来说，应该已经具备妥善处理所有废弃材料的标准操作程序，包括体液、细胞和组织等废弃材料的处理。安全 SOP 应符合监管要求指南。员工应该接受预防或控制合理预测的事故和灾害的训练。

ART 技术要求患者在进入 ART 治疗前进行血清筛查，包括 HIV、HBV、HCV、HTLV 和梅毒螺旋体 [3-5]。尽管有这些措施，仍存在"免疫窗口"检测不到感染的低风险，指南未提供进行血清检测和 ART 治疗的理想的时间间隔。同样的，进入 ART 治疗的男性精液常规筛查细菌感染包括需氧菌、沙眼衣原体、解脲支原体、人型支原体和淋病奈瑟菌，但是没有病毒或真菌 [3,4]。然而，无论患者提供用于诊断的精液标本还是其他用于 ART 治疗的样本都没有微生物感染的筛选。因此，对所有体液均应参照可能感染的情况进行预防处理 [3-5]。应始终遵循标准预防措施，接触患者标本时采取适当的屏障保护（手套、防护衣、眼睛保护）。此外，所有的实验室人员应该进行乙型肝炎免疫接种。

男科学实验室人员可能会接触到化学品的危害，因此他们要掌握有关这些化学物的毒性作用、暴露途径以及使用和存储过程中可能产生危害的相关知识 [43]。材料安全数据表或其他化学危险性信息可从化学品生产商和（或）供应商处获得，这些应该作为安全或操作手册的一部分。此外，生殖实验室人员在接触液氮时要采取防护措施，包括：（1）使用合格的液氮容器，用合格的钳子取出浸在液氮内的物体；（2）戴面罩或防护眼罩保护眼睛；（3）不要接触非绝缘管，避免身体未受保护的部分接触管道或容器中的液态氮。戴绝缘手套保护并穿封闭的鞋子以保护手和脚。液氮泄漏对皮肤会产生一种类似烧伤的效果。液氮蒸气也是极冷的，短暂的接触就可能对脆弱的组织如眼睛造成损害，但它可能不会影响面部或手部皮肤；（4）在良好通风或负压区工作。少量的液体氮可形成大量气体。如果一个封闭的空间内氮气从液体中蒸发，空气中的氧气百分比降低，会造成窒息的风险。在液氮储存室应该使用氧探测器，当氧气水平低于 19%（V/V），会触发报警；（5）使用特殊制造只用于液氮冷冻的试管和麦管。即使如此也要非常小心，因为遇热时可能会爆炸。

实验室人员也可能面临其他能源类的危害，包括火和电。灭火设备应放在靠近房间门，在走廊和门厅的显著位置。灭火器应定期检查和保养，并确保在使用期限内。对实验室员工进行防火培训，培训突发火灾情况下如何紧急行动，如何使用灭火设施。消防警报、指示和逃生路线图要突出显示在每个房间内和实验室走廊和门厅内。

实验室设备安全程序

工作台面和已经接触到精液、卵泡液和其他生物样品的非一次性容器应该进行灭菌或消毒。生殖实验室常规使用的消毒剂主要为 70% 的乙醇。乙醇和异丙醇具有相似的消毒特性。它们能够有效抵抗生长的细菌、真菌和含脂质的病毒，但对孢子并无作用。

它们对非脂质病毒的作用是不同的。为了获得最高的效益，应该使其在水中浓度（V/V）约为70%，更高或更低的浓度可能并无杀菌作用。乙醇水溶液的主要优点是不会在处理的物品上留下任何残留物。然而，乙醇具有挥发性，并且对配子和胚胎是有害的。因此，处理配子和（或）胚胎前应该预留适当时间进行蒸发和室内通风。

实验室空间、家具、设备的清洁消毒需要使用比酒精更强的溶剂。台面可以使用次氯酸钠溶液进行净化。含有1g/L的有效氯溶液适用于典型的生殖实验室。次氯酸钠是一种快速作用的氧化剂，被广泛用作一种广谱化学杀菌剂。由于次氯酸钠的挥发及毒性，使用本剂进行生殖实验室的净化往往限于每年一次。在清洁期间以及以后的几天内临床程序均应取消。用70%的乙醇溶液或无菌水擦拭实验室台面和设备以除去氯化钠残留。

生物样本安全问题

一般情况下，胚胎学实验室使用的试剂、化学品及器材并无危害性风险。大多数实验室使用商品化的培养液和耗材。目前，主要生产厂商均遵从有关安全和质量的国际条例。然而，实验室应要求制造商对每批培养液及购买的其他试剂进行分析认证，并确定培养液及试剂在包装条件和冷冻方面的耐受限度。一些国家，培养液和其他试剂是从海外装船运输进口的，因此需要严格控制从源站点到目的地的温度。在我们的设置环节中，我们要求每个培养液发货时均应配有温度数据记录装置。抵达后，我们检查包装条件及在运输过程中的温度波动。如果在运输过程中的温度波动高于或低于上限和阈值，耗材应退回给制造商。

如今，在大多数生殖实验室，无菌、无热源、胚胎毒性测试合格的一次性塑料制品取代了玻璃器皿。标为无热源的产品通过美国药典（USP）细菌内毒素（鲎变形细胞溶解物试验，LAL）测试进行验证以用作医疗设备。可接受程度是每ml < 0.1内毒素单位（EU/ml）或5EU/设备[44]。内毒素是锚定在革兰阴性细菌外膜上的具有热稳定性的脂多糖。内毒素在细菌生长过程中脱落并在细胞裂解时释放，甚至经高压消毒后仍可保留生物活性[45]。标为体外受精产品已经过使用鼠源1细胞非胚胎毒性实验进行胚胎毒性测试。至少75%测试组和对照组的胚胎必须达到孵化和（或）扩张囊胚阶段方被视为无胚胎毒性。尽管其是评估接触性材料毒性的最常用方法，但由于鼠胚与人类胚胎之间的巨大差异，小鼠胚胎生物测定仍有一定的局限性[46]。此外，并不常规测试培养皿盖子的胚胎毒性，应对其采取谨慎态度[44]。如今，培养液添加的蛋白源通常可商品化购得，并且供应商需提供对于传染性疾病检测的相应文件。

附录 临床生殖实验室常用的设备、耗材和试剂

男科学实验室

设备：配有10×、20×、40×物镜的相差显微镜；配有100×物镜的光学显微镜；细胞计数器（单及多通道）；计数板；湿化室；离心机（可调速度和时间）；冰箱和冰柜；旋涡混合器；分装搅拌仪器；平板摇床；自动移液器（可充电）；具有不同范围的排气微量移液器；分析天平；热台；水浴锅；pH计；分光光度计；光度计；流式细胞仪；荧光显微镜；酶标仪；温度计；培养箱；层流柜。

耗材：精液标本无菌容器（经过针对精子的毒性测试）；不同规格的血清移液管（1～10ml）；试管架；不同规格聚苯乙烯离心管；显微镜载玻片和盖玻片；pH 试纸；滤纸；移液器（巴斯德移液器）；微量离心管；微量吸液管；记号笔；无毒无粉乳胶手套；防护眼镜；玻璃器皿（烧杯、锥形瓶、玻璃漏斗）；宫腔内人工授精导管。

试剂：浸油；盐溶液；改良人输卵管液培养液；1× 磷酸盐缓冲盐；精子形态学染色固定液；依红 Y 和苯胺染色固定液；过氧化物酶染色液；96% 的乙醇；联苯胺染色液；3%H_2O_2；枸橼酸钠；D- 果糖；蒸馏水和去离子水；间苯二酚；浓盐酸；胎牛和人血清白蛋白；兔抗人免疫球蛋白（H & L）免疫磁珠抗体试剂；IgA、IgG 及 IgM 抗体免疫磁珠；二甲基亚砜（DMSO）；鲁米诺（5- 氨基 -2,3 脱氢 -1,4 二氮杂萘二酮）；铝箔；氧化应激检测试剂盒；进行 DNA 完整性测试的商品化试剂盒；70% 的异丙醇；消毒湿巾；双相胶体梯度；精子洗涤培养液。

胚胎学实验室

设备：显微操作及处理配子 / 胚胎的工作站；配有 10×、20×、40× 物镜的倒置相差显微镜；体视显微镜；热台；加热管；二氧化碳培养箱；电液显微操作仪；胚胎活检 / 辅助孵化的激光系统；冰箱和冰柜；离心机；温度计；自动移液器（可充电）；具有不同范围的排气微量移液器（5～500μl）；pH 计；培养箱二氧化碳测气装置；层流柜或洁净室环境；图像采集和记录软件；数据记录仪；监控和报警通知系统。

耗材：不同规格的血清移液管（1～10ml）；培养皿和培养瓶；注射器和针头式过滤器；试管架；聚苯乙烯离心管；移液器（巴斯德移液器）；微量吸液管；显微移液器；剥脱吸管和尖头；胚胎移植导管；消毒湿巾；实验室低温专用记号笔（无毒）；无菌无毒无粉手套。

试剂：培养液；矿物油；人血清白蛋白或合成血清替代品；精子洗涤培养液；冲洗培养液；PVP（聚乙烯吡咯烷酮）；透明质酸酶；胚胎活检培养液；显微镜载玻片和固定剂；无菌蒸馏水；70% 的异丙醇。

冷冻保存和存储

设备：自动程序化冷冻保存系统；分装搅拌机；冻存管条形码识别与读取系统；离心管密封装置；液氮容器；液氮容器报警系统；氧气监测仪；温度计。

耗材：塑料低温专用套管；冷冻管；冷冻长茎套管；实验室低温专用记号笔（无毒）；液氮；防低温手套；防护眼镜。

试剂：冷冻液；解冻液。

（廉　颖　译　刘　平　审校）

参考文献

1. Boone WR, Higdon III L, Johnson JE. Quality management issues in the assisted reproduction laboratory. J Reprod Stem Cell Biotechnol. 2010;1:30–107.
2. Clinical and Laboratory Standards Institute (CLSI). Laboratory documents: development and control; approved guidelines. 5th ed. Wayne, PA: CLSI document GP2-A5; 2006:1–80.
3. The Practice Committee of the American Society for Reproductive Medicine and the Practice Committee of the Society for Assisted Reproductive Technology. Revised guidelines for

human embryology and andrology laboratories. Fertil Steril. 2008;90 Suppl 3:S45–59.

4. Ministry of Health. Brazilian National Agency for Sanitary Surveillance (2006). Resolução no. 33 da Diretoria Colegiada da Agência Nacional de Vigilância Sanitária (amended by RDC23 of 27 May 2011 on setting standards of quality and safety for the donation, procurement, testing, processing, preservation, storage and distribution of human tissues and cells). http://bvsms. saude.gov.br/bvs/saudelegis/anvisa/2011/res0023_27_05_2011.html. Accessed 14 Feb 2012.

5. Magli MC, Abbeel EV, Lundin K, et al. Revised guidelines for good practice in IVF laboratories. Hum Reprod. 2008;23:1253–62.

6. College of American Pathologists. Standards for reproductive laboratories Accreditation, 2009 edition. http://www.cap.org/apps/docs/laboratory_accreditation/build/pdf/standards_repro.pdf. Accessed 20 Sep 2011.

7. Centers for Medicare and Medicaid Services (CMS): Clinical Laboratory Improvement Act (CLIA). https://www.cms.gov/CLIA/09_CLIA_Regulations_and_Federal_Register_Documents. asp. Accessed 20 Sep 2011.

8. Commission of the European Parliament (2006). Directive 2006/86/EC of the European Parliament and of the Council of 24 October 2006 on setting standards of quality and safety for the donation, procurement, testing, processing, preservation, storage and distribution of human tissues and cells. http://eur-lex.europa.eu/LexUriServ/LexUriServ.do?uri=OJ:L:2006:294:0032:0050:EN:PDF. Accessed 4 Sep 2012.

9. Matorras R, Mendoza R, Expósito A, et al. Influence of the time interval between embryo catheter loading and discharging on the success of IVF. Hum Reprod. 2004;19:2027–30.

10. Fujiwara M, Takahashi K, Izuno M, et al. Effect of micro-environment maintenance on embryo culture after in-vitro fertilization: comparison of top-load mini incubator and conventional front-load incubator. J Assist Reprod Genet. 2007;24:5–9.

11. Little SA, Mirkes PE. Relationship of DNA damage and embryotoxicity induced by 4-hydroperoxydechosphamine in postimplantation rat embryos. Teratology. 1990;41:223–31.

12. Cohen J, Gilligan A, Esposito W, et al. Ambient air and its potential effects on conception in vitro. Hum Reprod. 1997;12:1742–9.

13. Schimmel T, Gilligan A, Garrisi GJ, et al. Removal of volatile organic compounds from incubators used for gamete and embryo culture. Fertil Steril. 1997;67 Suppl 1:S165.

14. Hall J, Gilligan A, Schimmel T, et al. The origin, effects and control of air pollution in laboratories used for human embryo culture. Hum Reprod. 1998;13 Suppl 4:146–55.

15. Mayer JF, Nehchiri F, Weedon VM, et al. Prospective randomized crossover analysis of the impact of an incubator air filtration on IVF outcomes. Fertil Steril. 1999;72 Suppl 1:S42.

16. Racowsky C, Nureddin A, de los Santos MJ, et al. Carbon-activated air filtration results in reduced spontaneous abortion rates following IVF. Proceedings of the 11th World Congress on In Vitro Fertilization and Human Reproductive Genetics. Sydney, Australia, 1999.

17. Boone WR, Johnson JE, Locke A-J, et al. Control of air quality in an assisted reproductive technology laboratory. Fertil Steril. 1999;71:150–4.

18. Worrilow KC, Huynh HT, Bower JB, et al. A retrospective analysis: seasonal decline in implantation rates (IR) and its correlation with increased levels of volatile organic compounds (VOC). Fertil Steril. 2002;78 Suppl 1:S39.

19. Worrilow KC, Huynh HT, Peters AJ. The innovative marriage between cleanroom and assisted reproductive technologies (ART) – the design, construction and National Environmental Balancing Bureau (NEBB) Certification of a prototype class 100/class 10 IVF laboratory cleanroom. Fertil Steril. 2000;74 Suppl 1:S103.

20. Esteves SC, Gomes AP, Verza Jr S. Control of air pollution in assisted reproductive technology laboratory and adjacent areas improves embryo formation, cleavage and pregnancy rates and decreases abortion rate: comparison between a class 100 (ISO 5) and a class 1000 (ISO 6) cleanroom for micromanipulation and embryo culture. Fertil Steril. 2004;82 Suppl 2:S259–60.

21. Von Wyl S, Bersinger NA. Air quality in the IVF laboratory: results and survey. J Assist Reprod Genet. 2004;21:283–4.

22. Esteves SC, Verza Jr S, Gomes AP. Comparison between international standard organization (ISO) type 5 and type 6 cleanrooms combined with volatile organic compounds filtration sys-

tem for micromanipulation and embryo culture in severe male factor infertility. Fertil Steril. 2006;86 Suppl 2:S353–4.

23. Knaggs P, Birch D, Drury S, et al. Full compliance with the EU directive air quality standards does not compromise IVF outcome. Hum Reprod. 2007;22 Suppl 1:i164–5.

24. Kastrop P. Quality management in the ART laboratory. Reprod Biomed Online. 2003;7:691–4.

25. Mortimer D. A critical assessment of the impact of the European Union Tissues and Cells Directive (2004) on laboratory practices in assisted conception. Reprod Biomed Online. 2005;11:162–76.

26. Hartshorne GM. Challenges of the EU 'tissues and cells' directive. Reprod Biomed Online. 2005;11:404–7.

27. Esteves SC. Sala Limpa - Classe 100/ISO 5 - Condição "sine qua non" nos laborátórios de reprodução assistida? Arquivos H Ellis. 2007;3:6–17.

28. Kao YK, Higdom III HL, Gravis-Herring JE, et al. Where do mouse embryos thrive best? Comparison of mammalian embryo development under varying laboratory environments. J S C Acad Sci. 2009;7:29–30.

29. United States Food and Drug Administration [homepage on the internet]. Code of Federal regulations title 21, volume 8 (21CFR1271.195) on human cells, tissues, and cellular and tissue-based products. [Revised 1 Apr 2011]. http://www.accessdata.fda.gov/scripts/cdrh/cfdocs/cfcfr/CFRSearch.cfm?fr=1271.195. Accessed 1 Mar 2012.

30. Commission of the European Union Communities (2000). Communication from the Commission on the precautionary principle. http://eur-lex.europa.eu/smartapi/cgi/sga_doc?smartapi!celexplus!prod!DocNumber&lg=en&type_doc=COMfinal&an_doc=2000&nu_doc=1. Accessed 14 Feb 2012.

31. International Organization for Standardization (1999). ISO 14644-1:1999 on cleanrooms and associated controlled environments. Institute of Environmental Sciences and Technology (IEST), Arlington Heights, Illinois, USA. http://www.iso.org/iso/iso_catalogue/catalogue_tc/catalogue_detail.htm?csnumber=25052. Accessed 14 Feb 2012.

32. National Environmental Balancing Bureau. Procedural Standards for Certified Testing of Cleanrooms, Vienna, Virginia. 1998. http://ww.nebb.org. Accessed 2 Mar 2012.

33. Bernstein JA, Levin L, Crandall MS, et al. A pilot study to investigate the effects of combined dehumidification and HEPA filtration on dew point and airborne mold spore counts in day care centers. Indoor Air. 2005;15:402–7.

34. Code of Federal Regulations, 40: Chapter 1, Subchapter C, Part 51, Subpart F, 51100. http://cfr.vlex.com/vid/19784887, and EPA's Terms of Environment: Glossary, Abbreviations, and Acronyms. http://www.epa.gov/OCEPterms/vterms.html. Accessed 27 Sep 2011.

35. Anderson K, Bakke JV, Bjorseth O, et al. TVOC and health in non-industrial indoor environments. Indoor Air. 1997;7:78–91.

36. Richardson ME, Bernard RS, Hann BR, et al. Investigation into complaints of in vitro embryo mortality due to toxic embryo culture room conditions. Bull S C Acad Sci. 1996;58:134–5.

37. Gong Y, Dubin NH. Effect of felt-tip marking pens on mouse embryo growth. Fertil Steril. 1998;70 Suppl 1:S492–3.

38. Balaban B, Urman B. Embryo culture as a diagnostic tool. Reprod Biomed Online. 2003;9:671–82.

39. Milholland D. A review of "IES-RP-CCOO6.2 Testing Cleanrooms." Proceedings of Clean Rooms '94 East; 1994 Mar 14–17; Philadelphia. Flemington, NJ: Witter Publishing; 1994:203–218.

40. Martinez-Hurtado JL, Davidson CAB, Blyth J, et al. Holographic detection of hydrocarbon gases and other volatile organic compounds. Langmuir. 2010;26:15694–9.

41. Esteves SC, Couto M. Classificação ISO 5 em laboratório de fertilização in vitro. Rev Soc Bras Contr Contam. 2005;20:8–10.

42. Esteves SC, Schneider DT. Male infertility and assisted reproductive technology: lessons from the IVF. Open Reprod Sci J. 2011;3:138–53.

43. World Health Organization. Laboratory biosafety manual, 3rd ed. Geneva, World Health

Organization. http://whqlibdoc.who.int/publications/2004/9241546506.pdf. Accessed 11 Oct 2011.

44. United States Pharmacopeia [homepage on the internet]. Chapter 85: Bacterial endotoxin test (2005). http://iccvam.niehs.nih.gov/docs/pyrogen/regulatory/28USP85.pdf. Accessed 11 Oct 2011.

45. Gould M. Bacterial endotoxins in serum. Art to science in tissue culture, vol. 4. Logan, UT: HyClone laboratories Inc.; 1995. p. 3–4.

46. Clarke RN, Griffin PM, Biggers JD. Screening of maternal sera using a mouse embryo culture assay is not predictive of human embryo development or IVF outcome. J Assist Reprod Genet. 1995;12:20–5.

第10章　确保生殖实验室提供高质量的服务

Sandro Esteves　　Ashok Agarwal

生殖实验室范畴的各种检测和操作既复杂又不容易标准化。因此，实验室内部及各实验室之间的结果会有很大的差异，并最终影响健康决策和治疗结局。为了确保结果的准确、严谨和可重复性，以及一个实验室的结果与来自其他实验室的结果具有可比性，每一个实验室，不管它的位置、规模及大小，都应该实施质量管理程序，作为实验室操作和程序缺乏标准化的一个解决途径。

在生殖医学中，实验室质量管理可以描述为一个系统项目，用来监测和评估提供给不孕夫妇及主治医生的服务质量。质量管理包括与质量相关的各项活动，比如质量控制、质量保证、质量改进。这些不仅有助于发现问题，而且有助于解决问题，确保和优化实验室服务的质量 [1,2]。

质量控制是指建立设备、程序和人员的质量规格，以此确保它们符合已建立的限制和标准。质量保证包含的活动是为了确保一个产品或服务将满足其要求的质量特性。质量改进重点在不断提高与患者服务、内部生产相关的工作和活动的每个方面的质量和效率 [1]。

近几年生殖实验室质量管理的重要性已明显提高。在很多国家，管理和（或）认证当局已经强制或要求质量管理 [2-4]。

应用于生殖实验室的综合性质量管理必须覆盖实验室所有区域，应该包括分析前、分析中和分析后等部分。分析前过程包括进周期前的任何步骤（如医嘱、精液收集和取卵的患者指导、患者身份确认、样本传递、样本验收标准、样本鉴定等）。分析过程包括样本的检查和（或）有活力的胚胎和健康子代产生过程中的所有流程。分析后变量包括分析过程的完成和结果报告所涉及的任何步骤（如周转时间、报告的质量和可解释性、结果数据）。在某个预先确定的固定时间内（至少每年一次）应该对所发生的错误、投诉、意外事故的数量、患者满意度、员工的意见和建议等进行评估和分析 [1,2]。

在实际操作中，质量管理程序应该在质量手册中描述，可以被视为"计划 - 实施 - 检查 - 行动"循环 [1,5]。第一步是计划，计划之后就是实施。然后检查结果，采取行动改进流程。在计划阶段，与患者结果有关的实验室活动和关键性质量指标应该规定明确。实施部分包括标准化操作程序（SOPs）以及各项材料、试剂、设备、人员培训和

S. Esteves , M.D. , Ph.D. (✉)

ANDROFERT, Andrology and Human Reproduction Clinic , Campinas, SP , Brazil

e-mail: s.esteves@androfert.com.br

A. Agarwal , Ph.D., H.C.L.D. (A.B.B.)

Andrology Laboratory and Reproductive Tissue Bank , Center for Reproductive Medicine,

Cleveland Clinic Foundation , Cleveland , OH , USA

水平测试等的质量说明。应该设置对照体系，便于检查步骤。应该包括检测/程序的记录数据、每个流程/检测步骤的责任人、参考值的确定等。最后，对结果和能力的严格分析可以指导行动步骤。行动步骤包括排除不符合项、员工再培训、新措施的实施，旨在提高与患者服务和内部生产相关的工作和活动每一方面的质量和效率[1,5]。这个循环是没有终点、动态持续的活动，详细总结见图 10.1。

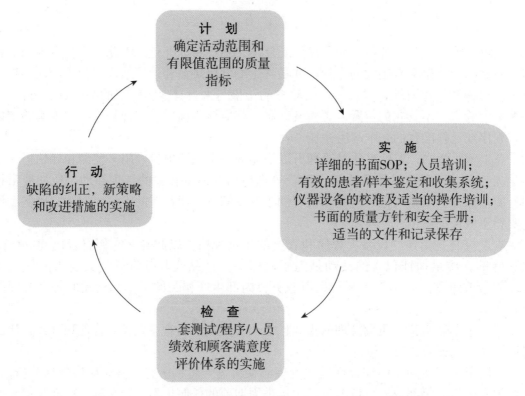

图 10.1　生殖实验室质量管理程序"计划 - 实施 - 行动"循环

　　典型生殖实验室的质量指标见表 10.1。尽管由于方法的不同，实验室之间的阈值可能存在差异，但是实验室应该考虑特定方法对结果的影响，以及一个特定的指标对质量的重要性。因此，每个实验室应该设定容限值；然而，严重事件的测量指标应该设定至非常低或零水平[6]。

质量控制

　　质量控制包括满足特定流程的质量要求中进行的所有活动或操作技术。它包括实验室各种资源（设备、仪器、辅助材料供应和人员）和资源如何使用（SOPs、维护、记录文件和记录保存）。质量控制应该从任何样本收集之前开始，并以给最终客户（医生或患者）提供结果报告为结束[2,7]。

　　质量控制程序应该包含书面的目标、方针、程序、责任人、适应人员实施的定期审查。质量控制程序应包括容限值和超出容限值时的纠正措施。标准操作程序（SOPs）是质量控制程序中的重要部分，因为它们为检测/程序能够重复和有效地实施提供所有必要的信息（见第 9 章）。

质量控制活动的一个简单例子就是温度监控（如加热盘、冰箱和培养箱）。应分析测量记录，确保温度在预先限定的容限值范围。这样确保某个特定部分在正常工作，否则，应该备好纠正措施以改进或替代它的功能。男科学实验室质量控制活动的另一个例

表 10.1 典型临床生殖实验室中常用的质量指标

男科学实验室	胚胎学实验室
患者准备、样本收集、贴标签、保存和运输的事故率	最佳环境的维持（微生物和空气质量控制）
测试申请错误率	患者准备、样本收集、贴标签、保存和运输的事故率
样本拒绝率	2PN 受精率
检测结果最终报告率	不正常受精率
不恰当的文书和抄写错误率	ICSI 后卵退化率
处理后活动精子回收率	培养第 2、3、5 天高质量胚胎百分率
解冻精子存活率	囊胚形成率
用处理后精子行宫腔内人工授精的结果：	活检后胚胎发育分级
生化和临床妊娠率	解冻后卵子 / 胚胎存活率
流产和异位妊娠率	移植管中胚胎残留率
活产率	着床率
畸形率	生化和临床妊娠率
涉及操作人员的安全事故	流产率和异位妊娠率
重大事件率：	活产率
贴错样本标签	多胎产率
授精样本混淆	畸形率
	涉及实验室人员的安全事故
	重大事故率：
	样本贴错标签
	授精混淆
	解冻混淆
	移植混淆

注释：

处理后精液回收可以根据梯度类型和初始样本质量评估。解冻后精子存活可以根据冷冻前精子质量等级评价	结果可以根据以下因素评价：妇女年龄、精子来源（射精、附睾、睾丸精子、新鲜或冷冻样本）、无精症类型（梗阻或非梗阻）、新鲜或冷冻胚胎

每个质量指标应该建立阈值，应该收集数据并进行分析

来源：经 Androfert Brazil 许可

PN：原核；ICSI：卵母细胞胞浆内单精子注射

子是测试的正负对照，如抗精子抗体和 DNA 完整性测试，需要设置平行测试。

需要注意的是，质量控制活动并没有评价实验室整体的绩效，而是将每个部分作为一个单元 [8]。质量控制程序目标是预防、发现和纠正分析前、中、后流程中的错误。关于男科学和胚胎学实验室质量控制技术方面的细节描述参见其他文献 [8-10]。第 5 版世界卫生组织（WHO）关于人类精液检测的实验室手册对如何提高实验室精液分析质量提供了详细建议 [8]，包括如何制作和使用质量控制样本来评估精液浓度、精子活率、精子形态和活力，以及分析和报告操作人员自身和彼此之间系统和随机误差的统计程序。

尽管一个综合的质量控制程序不一定在所有生殖实验室实施，但是建立精液分析和精子处理技术、卵母细胞识别、受精程序中卵子和精子发育能力的维护、胚胎培养、胚胎移植的质量控制程序应该作为最低标准。如美国病理学家协会要求的 [10]，要申请生殖实验室认证的质量控制总结清单见表 10.2。这些项目的目标是确保质量贯穿于测试 / 程序的分析前、分析中和分析后阶段。表 10.3 和表 10.4 分别列举了男科和胚胎学实验室常用的质量控制活动。

表 10.2　寻求美国病理学家学会生殖实验室认证的实验室要完成的质量控制清单

QC 领域	清　单
程序手册	具备完整的程序手册，实验室人员可以随时获得
	实验室方针和流程需要审查（至少一年一次），并经实验室主任批准；实验室人员应该掌握程序手册中与他们活动范围内容相关的所有知识（包括修改的部分）
试剂、培养液和材料	试剂和溶液需要进行适当的标记（容量、数量或应用浓度；准备或配制 / 开启的日期；过期日期），按照存储要求进行保存，并在显示的有效期内使用
	具备试剂 / 培养液和接触材料的质量控制的书面方法（生产商预先用适当的生物鉴定方法对试剂 / 培养液进行测试的文件是可接受的）
仪器和设备	应具备定期检查仪器关键操作特性的程序或系统
	应该使用独立的测量装置每天检测 CO_2 培养箱的温度和 CO_2 浓度（实验室应通过监测和记录培养液的 pH 验证可接受的培养箱培养条件）
	应具备关键设备（冰箱、冷藏室、培养箱）的电力紧急后备系统，以及检测与防止实验室 CO_2 培养箱的供气失败的系统（室内和远程报警应该 24h 监控）
	具备监测和维持储存罐的液氮水平的有效系统
记录	实验室记录来自每一位个人或患者的治疗周期，应包括以下信息：取卵程序的结果、处理前后的精液分析、授精 / 受精和胚胎培养的结局、方案事件的时间掌握、执行每一个实验室步骤的人员、能够追踪配子或胚胎处理或储存情况的恰当的数据记录
	应记录配子和胚胎的获取和处理中应用到的所有关键试剂、耗材和设备的信息，包括批号和有效期，以备追踪

QC 领域	清　单
申请、样本收据和结果报告	应具备精液样本的获取和交付实验室的患者指导说明、拒绝不能接受样本和未达到理想标准的标本处理的书面标准、精液样本信息如精液样本的收集方法、标本容器的类型、禁欲天数、获取或运输问题、收到精液样本的时间和分析
	患者的结果应该及时报告，并伴有参考值（正常值）区间或临床解释
精液分析	应该具备符合精液特性的自动化分析的质量控制和校准方针
	分析操作需要在已设定的标准精液温度范围内进行（如活率评估），并使用高质量的仪器，包括计数板；使用标准的血细胞计数器重复计数以评估样本
	具备准确区分白细胞与其他圆形细胞的程序。对无精子症和输精管切除术导致不育的患者的精液标本，应对精液离心后检查
	精子前向运动的百分比和活率应采用标准的方法评估，并进行内部质量控制，精液分析应在取精后 1 小时内进行，活率＜30% 的精液样本应进行活力检测
	精子形态检查涂片应该高质量，并经充分鉴定。必须使用便于对细胞类型进行分类的染料，每天使用中必须检查染料的污染和反应性。形态学分类的方法应在报告中反映，应具备书面的体系确保不同的人员通过显微镜进行形态分类时形态观察的一致性。涂片应该至少保留 30 天，以备将来的查询
	对于生化试验，如果糖检测，每一次试验都需要阳性和阴性的对照
	用于间接 ASA 检测的血清和卵泡液样本应在检测前加热灭活，并且每一次检测需要设置阳性和阴性对照。要求活动精子 ASA 检测的应在最小的延迟时间内进行测试
治疗性精子处理	应定义和遵从授精用标本的正确的处理说明，包括处理过程中的无菌操作、富集活动精子的方法，具备一套在精液样本接受、储存、处理和处置中验证并维持样本身份的系统
精子、卵子和胚胎操作与培养	精子、卵子和胚胎的操作、评估、培养和转运中应采用无菌技术
	应具备卵母细胞的受精、卵母细胞成熟度和胚胎质量评估的书面标准，包括检查时间的限定和（或）异常原核数量的卵母细胞的处置方案。应具备一个验证实验室在评估移植前胚胎质量的熟练度的流程
	应具备显微操作人员培训和能力评估的书面方案，并具备确保显微操作程序的实施达到可接受的水平（包括受精、卵裂和妊娠率）
	应具备胚胎活检和卵裂球固定操作的人员的培训和能力评估的书面方案
胚胎移植	实验室应该记录胚胎培养的时间长度和移植前胚胎的质量
	应具备一个系统检查患者样本身份（精子或胚胎），在移植或授精前确保患者身份的一致
	移植后实验室应检查移植管中有无胚胎遗留

QC 领域	清　单
精子、卵母细胞和胚胎的玻璃化冷冻	对精子、卵母细胞和（或）胚胎的冷冻保存，以及样本的标识、储存、记录和追踪，实验室应具备可靠的和书面的程序
	实验室应该能够记录所有库存标本的当前详细目录，并具备在库中无法找到目录中样本的应对方案
	在整个冷冻保存过程中，应具备适当的程序可以验证样本的身份和完整性
	实验室应具备方案确保冷冻保存程序能提供可接受的复苏率
	程序文件应包括冷冻储存的时间长度、知情同意、长期冷冻配子或胚胎的处置等
人员	实验室主任和所有其他人员都应该达到监管机构所描述的要求
	实验室应该能够提供后备实验室人员，以确保需要时提供及时的男科学和胚胎学服务
物质设施	行政办公区、文案和技术工作区、架子/冰箱/冷冻柜/液氮罐储存区等的空间都应该适宜
	实验室的设计和空间应该适当，能保证工作质量（包含质量控制活动）和人员安全的要求
	（重要元素包含清洁和地板及凳子的维护、自来水龙头、水槽、排水口，合适数量和位置的插座口、通风、照明、温度/湿度控制和通信设施）

表 10.3　男科学实验室质量控制活动的时间安排案例

频率	活动
每天	温度（房间、冰箱、冷冻柜、培养箱、保温台）
	周围空气湿度
	显微镜（光学系统、清洁和覆盖物）
	精子浓度、活率、活力和形态等精液分析结果的监督和相互关系
每天/每周	储存罐的液氮水平面
根据使用情况	清洁（仪器、设备、工作站和层流罩）
	水浴锅（温度和水位）
根据使用情况/每周	染料溶液和试剂（污染、残渣、颜色、有效日期）
每周	清洁（培养箱、离心机、冰箱、平衡器）
	pH 计（电极内的电解质水平、校准、膜的清洁）
	培养箱和水浴（托盘换水）
	自动精液分析仪（测试珠的校准、活率的质量控制、设置审查）
每周/每月	液氮罐液氮的补充

频率	活动
每月	显微镜（检查机械系统、照明系统和相位控制）
	分光光度计（波长、内部和外部清洁、吸光度和线性度）和其他用于精子功能测试的特殊设备（如光度计等）
季度	不同技术员对精子浓度、活率、活力和形态的重复测试的分析和平均结果的分析（内部质量控制）[a]
一年 2 次	鉴定（生物安全柜 / 层流罩）
	参与熟练度测试项目
每年	校准（温度计、计时器、传感器、离心机、吸量管、平衡器）
每接收时	供应物资、培养液和试剂（接收日期、产品特性，如在运输和到达期间的温度保持，开启日期，有效日期、存储要求、分析证明、每一批次的新进的与配子接触的塑料制品的毒性测试）

　[a] 内部质量控制（IQC）监测精确度，并且通过控制限制外的结果提示，何时检测可能是错误的。QC 取决于评估的方法类别，因为对应不同的错误存在不同的评估方法。质量控制检测的样品应该作为日常实验室工作的一部分，而不是用特殊的方式来对待，因为这可能会比常规样品提供更精确的和准确的结果。用来检测技术员自身和之间差异的内部质量控制（IQC）材料的类型可以购买或实验室自制。已有商业化的质量控制（QC）样本，制造商已确定均值和已知的变异范围。它们可以用来评估准确性和精确度，但是不能广泛应用。它们的优势是目标值由制造商提供，是通过多重评估、计算机辅助精子分析或共识值获得的。另外，实验室能产生自己的 QC 样本。在这种情况下，目标值是未知的，因此，需要进行多次评估，使随机误差最小化。随机误差影响精度，由同一观察者使用相同的设备对不同的读数或样本实施操作时偶然发生的。然而，实验室制备质量控制片的能力有限，不能鉴别系统性错误，如，源于观察者和（或）设备实施的分析，除非有外部质量控制程序。实验室可以制备精子浓度、活率、活力和形态的质量控制样本。不同浓度稀释的精液样本分装管可冷冻保存或加保护剂置于 4℃ 保存，不时地进行精子浓度分析。可以视频记录样本，用于活率、形态和活力的 IQC[8]。

表 10.4　胚胎学实验室质量控制活动时间安排案例

频率	活动
每日	温度（房间、冰箱、培养箱、保温台）
	湿度（房间、培养箱）
	显微镜（光学系统、清洁、覆盖物）
	CO_2 浓度（培养箱）（用独立装置）
每日 / 每周	放置在培养箱中的培养液的 pH
根据使用	清洁（仪器、设备、工作站和层流罩）
	放置在培养箱和热台的培养液的温度

频率	活动
根据使用／每周	溶液、矿物油、培养液和试剂（污染，碎片，颜色，有效期）
每周	清洁（培养箱、冰箱）
	pH 计（电极的电解质水平、校准，膜清洗）
	培养箱和水浴（托盘水的更换）
	清洁（地板、墙壁、天花板、家具）
每月	显微镜（系统检查：机械、照明和光学系统）
一年 2 次	认证和验证（生物安全柜、层流罩、空气过滤器、空气质量）
	微生物控制（实验室表面、培养箱、实验室空气中细菌和真菌集落形成单位的定性和定量分析）
	参与能力测试项目
每年	校准（体温计、定时器、传感器、移液管）
接收时	耗材供应、培养液和试剂（接收日期、产品特性，例如在运输过程中需要的温度、开启日期、有效期、存储要求、分析证明、每一批次的新进的与配子接触的塑料制品的毒性测试）

水平测试

　　水平测试（Proficiency Testing，PT）定义为通过实验室之间对比的方法，测试实验室操作的水平，是质量控制必不可少的组成部分。参与 PT 项目的实验室会定期收到来自中心实验室／管理部门用于分析和（或）鉴定的样本。内部技术员评估样本或涂片，然后将结果送回中心实验室。中心实验室将实验室的结果与组内其他实验室的结果和（或）与已知的值比较。PT 项目成员的实验室之间的交流是被禁止的。PT 的样品应整合入日常工作，意味着它们应该被当成患者的样本。日常检测患者样本的人员被要求使用与检测患者样本一样的方法分析 PT 样本。

　　用于胚胎学实验室的水平测试主要包括胚胎评级和胚胎培养液适合度的确定。前者，使用不同培养天数的胚胎视频进行胚胎评级。参与人员根据各种参数（等级、阶段、细胞数目、胞浆碎片 %、对称性、囊胚特点例如内细胞团、滋养层细胞、紧密度等）进行胚胎评分，通过多选答案的问卷形式上报结果。后者，培养液样本送给参加者，参加者用他们首选的生物测定方法（例如小鼠胚胎、仓鼠的精子活率、人精子存活试验）进行测定。参加者必须进行培养液样品的生物测试，决定分送的培养液是否适合体外胚胎培养。在男科学实验室，PT 包括中心实验室／管理部门周期性的材料分送（评估精子浓度、活力、形态、抗精子抗体和精子活率分级的视频）和参加 PT 的每一个实验室对其进行分析。收到的材料可储存和用于内部质量控制，但应了解到，此方法的不足是评定结果都是已知的。

　　水平测试的结果返回到中心实验室 / 管理部门，他们将来自不同实验室的数据进行汇总，然后一起送给参与的实验室进行讨论和建议。对于定量分析，计算结果应在可接受范围内，这样技术员被认为在此次测试中合格。根据 ISO 13528:2005，有 4 种类型的标准评估可接受的变异性：（1）所有参与实验室的汇总结果存在 ±3 的标准差（SD）；（2）所有专家级实验室结果存在 ±3SD；（3）基于专家的意见，最新指南和生物学变异的质量规范；（4）根据指定值的不确定性对上述引用的质量规范进行调整 [12]。对于定性的结果，例如胚胎评分，各实验室的胚胎分类的一致度被认为是一种有效的测评。当超过 75% 的参与实验室获得一样的胚胎评分，并与质量规范相匹配时，就可以被认为是高度的一致性 [11]。

　　一旦出现不可接受的 PT 结果，必须采取措施进行纠正。措施包括仪器校准、程序的改变、人员培训或其他措施。不考虑用于评估可接受变异限值的方法，重要的是他们可提供临床使用范围，也就是说，在变异限内的值对临床决策的影响最小。表 10.5 中提供了一份男科学实验室 PT 测试样本报告。关于管理部门提供水平测试的和外部质量控制的其他信息可以在其他地方找到 [8,13]。

　　由于 PT 程序的使用并不普及，我们可选择外部质量控制进行实验室的水平测试。这个方法的例子包括：把样本分成几份，与参照或其他实验室一起检测；或用已建立的内部测定方法、检测的材料、来源，通过图表审核有效性等检测同一份样本，也包括参与不定级的或教育水平测试。

表 10.5　男科学实验室水平测试报告的样本

实验室测试	计算结果 [a]	期望值 [b]	评价	纠正措施
精液计数	34.6 M/ml	46.9±12.8M/ml	结果在可接受平均数值 ±SD	不需要
精子活力	25%	(26 ± 8)%	结果在可接受的平均数值 ±SD	不需要
严格标准的精子形态	5%	(8 ± 4)%	结果在可接受的平均数值 ±SD	不需要
精子存活率（精子伊红 - 黑色素染色检测）	44%	(49 ± 6)%	结果在可接受的平均数值 ±SD	不需要
抗精子抗体（免疫珠测试）	阳性	阳性	结果在可接受的平均数值 ±SD	不需要

来源：克利夫兰医学中心的男科学实验室和生殖组织库，已获得许可。

SD：标准方差

[a] 指 PT 指南指导下每一位技术员实施每一个实验室检测的测试结果

[b] 合计 PT 系统的所有参与 PT 方案实验室的汇总结果

质量保证

质量保证（Quality Assurance，QA）方案把实验室看成一个整体。通过识别问题和错误，达到改进整个过程的目的。质量保证的主要目的是识别错误和低绩效的实验室区域。

QA 的经典程序包括 QC 活动、人员的继续教育和培训、实验室人员和患者的安全问题以及参与外部 QC 项目（水平测试）。总之，QA 是整体监控所有相关实验室质量的活动，包括监测结果、报告的准确性、来自患者和工作人员反馈的评估。因此，QA 不仅仅局限于实验室分析方面，还包括以下过程的所有方面：从患者检测 / 程序和标本收集（分析前阶段）到实施实验室测试 / 程序（分析阶段），然后报告和解释结果（分析后阶段）[7]。以上所有测试的记录都是 QA 的重要组成部分。

事实证明在经过认证的医学实验室中检测到的大多数错误不是发生在分析阶段，这就是 QA 的重要性。在一项涉及 ISO 认证的医学实验室研究中，在分析前、分析和分析后阶段，误差的分布分别为 85%、4% 和 11%[14]。一个实际的例子是，一个经过培训的技术人员将精确地测量经过射精收集的样本的精液体积。然而，如果在收集精液标本过程中丢失部分精液，这样的分析结果就会不准确，而这种丢失并没有报道。男科学实验室专用 QA 程序为正确的标本采集提供了清晰的指南，并监测分析前错误以确保非实验室人员报告所有可能影响结果的困惑。在前面提到的例子中，实验室必须确定患者标本包含一次完全的射精量。如果不完全，实验室应该具备对样本拒收或收集错误报告的书面标准。由于样本的部分遗失的错误导致异常的射精量可能误导临床医生，为了进一步评估存在生殖管道梗阻的假设而进行不必要的检测。QA 可以防止这类不准确的发生。表 10.6 是男科学实验室质量保证报告的一个例子。

质量改进

质量改进（Quality Improvement，QI）是一个全面的监控程序，不仅检测和消除问题，而且通过探索创新提高所有流程的灵活性和有效性，从而提高实验室的绩效[5]。QI 重点关注工作和活动的每一个方面的质量和效率的持续提高，不仅包括内部的生产，也包括对患者的爱护、员工、医生和整个相关的团体[6,7]。

质量提高的目标是双重的，一方面改进检测到的实验室内操作差的区域，同时促进优化那些虽然在预期的范围内但可能潜在影响患者服务的活动。举一个例子，Androfert 近年来尝试改进实验室运行，包括实验室内总体空气质量控制实施和添置新的房间清洁设施，旨在维持无致病物环境和改进胚胎培养条件；配备评估胚胎发育的数字记录系统，引进胚胎活检激光系统，实施玻璃化冷冻卵母细胞和胚胎方案，运用显微手术优化精子的获取和促进睾丸衰竭男性样本的男科学实验室精子处理方法，引入男科专用测试如精子 DNA 完整性评估。这些元素已经整合在实验室中，目的是提高实验室不同方面的性能，连续监测结果以评估这些方法的有效性。

表 10.6　男科学实验室 QA 审查的实例

期别	标准	结果	评价	纠正措施
分析前	患者准备、标本收集、标记，保存和运输	无事故报告	–	不需要
分析前	实验室测试申请要求	实验测试申请无变化	–	不需要
分析前	样本拒收规定	由于收集容器不合格或运输条件不适当，拒收 3 例样本	–	不需要
分析中	分析过程	发现 4 例有效性错误	见 QA 问题记录文件	有效性错误纠正（见 QA 问题和解决方法的记录文件）
分析中	水平测试	所有技术员完成了 PT，结果在可接受变异范围内	–	不需要
分析后	测试结果的及时回报	共进行 866 个样本测试，14（1.6%）个样本超过了 TATs	每批次实验最多允许 20% 的样本超过 TAT	不需要
分析前	测试结果报告的有组织性	测试报告系统无改变	–	不需要
全过程	安全性	无实验室安全事故报告	–	不需要

生殖实验室质量管理的重要性

在生殖实验室实施质量管理体系的起初动力来自于其对患者服务的影响和法规的要求 [6]。后者来自法规 / 认证对生殖实验室更为严格的监管，而前者更难确定，因为尚缺乏研究证明质量管理体系对不孕症诊断准确性和治疗结局的影响。

此外，目前普遍认为胚胎学实验室的受精结果和胚胎质量可以作为反映质量控制有效性的证据。然而，最终结局是继续妊娠率和健康活婴率。整个过程包括多种影响因素，不仅仅涉及到实验室，也包括患者之间的差异。不能严格遵守实验室 QC 和 QA 标准会影响及时识别实验室性能差的区域，几周以后当妊娠率下降后才能被发现 [7]。而坚持严格遵守实验室常规和程序将使这些风险最小化，对整个过程中质量指标的监测可以更快地识别性能下降的原因。因此可以尽早采取纠正措施，不至于对结局产生不能逆转的损害。

男科学实验室面临着不同的问题。已经有建议目前全世界精液分析操作令人满意，但精液分析质量保证花费高、工作量大，并且分析结果并不能确切预测生育能力，因此认为精液分析的质量保证是不必要的 [22]。这种观点有不少支持者，主要是那些负责制定预算和资源分配的人，因为大多数的 IVF 中心并没有设施齐全并经过认证的男科学实验室。虽然越来越强调实验室实施任何测试时应该具备质量程序，但通常建立的男科学实验仅仅符合甚至低于最低标准 [21]。这种实验室通常进行传统的精液分析和精液冷冻，而 ART 精子的处理由胚胎学实验室完成。

然而，仔细评估上面提到的观点，有几点忧虑。首先，培训 / 水平测试项目在大多数国家并不是强制执行，并且也不确定是否所有实验室实施精液分析的人员接受过适当的培训 [21]。事实上从美国和英国的实验室操作调查数据来看精液分析技术仍然较差 [23-25]，在前面提到的 US 研究中，61% 参与的实验室也实施 ART 项目；第二，精液分析是评价男性生育力的最重要指标之一，其结果通常作为衡量其能否成为父亲的替代指标。精液分析结果反映了生精小管、附睾和附属性腺的功能状态 [26]。确实，精液特性比如精子浓度、活率和形态作为替代指标衡量男性生育力的预测价值是有限的，因为男性的生育能力受性活动、附属性腺功能和其他条件的影响，而且同一个个体内存在很大的生理变异。事实上，患者必须进行至少 2 次以上的独立的精液分析，然而在某些情况下仍不能对男性生育状态得出确切的结论，因为常规的精液分析并不能说明精子功能，如不成熟染色质或 DNA 损伤 [26]。尽管如此，精液分析结果可以帮助判断男性因素的严重程度，指导患者是否需要进行全面的内分泌检查、影像学检查、特殊的精液检查或遗传学筛查 [20]。临床医生可以依靠男科学实验室提供的精准的数据，正确指导男性不育患者进一步的检查、诊断和治疗咨询。虽然精液分析对鉴别男性不育原因是非特异性的，但仍然是多项昂贵并且常常是侵入性的治疗前的入门检查。因此，可靠的男性学实验室的重要性不能低估。

下面从我们自己的实际经验介绍无精症评估中精准的精液分析标准的重要性。无精症患者的精液检查不仅对输精管切除术后患者，而且对寻求机会成为父亲的非梗阻性无精症患者都非常重要 [20]。对于前者，精子的出现说明输精管手术的失败，或者延迟的精子排出。对于后者，证实有少量精子产生，通过这些精子行 ART 仍有生育的机会。推荐实验室对于无精症诊断的标本应在样本离心前和离心后均进行检查，还应做固定染色涂片检查 [8]。然而，根据我们的观察，一些患非梗阻性无精症的男性，虽然先前记录的初次评估中有极少量精子，但 IVF-ICSI 时却不能获得精子（包括射精的样本和采用现代显微取精技术获得的样本）[19]。对于非梗阻性无精症的不孕夫妇，精液或染色有精子但在 IVF 时却没有精子（甚至手术取精），此时要么放弃治疗，要么使用他人的精子行人工授精，患者面临着巨大心理和经济负担 [19]。我们通过对这种不常见情况进行评估，识别分析阶段发生的错误。（1）使用了和常规精液分析相同排气量的移液器；（2）使用了同常规精液分析相同的固定液用于固定涂片；（3）吸精液悬浮液进行湿片和固定染色涂片检查时的吸管没有滤膜。因此无论是离心标本或未离心标本出现的精子（湿片抑或染色片），都有可能是来自精液操作时的样本间的交叉污染，或用于处理不同患者精液的吸管（如果吸取技术不好，精子有可能黏在移液器的杆上）。因此我们对现行的无精症标本处理过程增加了以下规定：（1）使用专用的移液器；（2）使用带有聚乙烯滤膜的移液器枪头避免移液器杆被污染；（3）使用专用的染色液。

以上引用的实际操作示例强调了男性学实验室质量保证的重要性。现在总的来说精液分析 QA 导致需要纠正方法学问题的例子是很少的，出现问题的可能原因是因为极少的男科学实验室能足够专注于质量原则 [7]。从操作层面来讲，在男性学实验室实施质量控制体系，可以确保每一份精液样本的精液分析结果呈现精准的解读，因此无需多次重复分析和昂贵的其他补充检查。

对临床医生和患者来说，实施 QM 的实验室也可以提供坚持质量控制的一个标志，而且常常能在同行中获得更好的声誉。在表 10.7 我们归纳总结了质量管理的主要特点，可以供希望实施此类项目的生殖实验室参考使用。

表 10.7　生殖实验室质量管理总结

质量管理（QM）指标	评价和相关性
书面的质量管理/质量保证（QM/QA）计划	程序文件描述各项活动的范围；员工的责任和能力；患者鉴定及准备的方法；标本的收集和标记；拒绝接受标本的标准规则以及非最佳标本的处理程序；样本的保存、处理、贮存、运输、发放及废弃；化验结果报告；生物安全性标准；实验室操作常规。所有这些因素应该始终执行良好的实验室操作，标本测试/程序分析前、分析中及分析后整个过程必须具备相应的资质，而且实验室人员都能获得这些文件。质量管理方案必须能检测实验室系统存在的问题，并且识别系统改进的机会。根据来自 QM 系统的数据，实验室必须能够建立改进/预防措施的计划
设备/仪器质量控制指南	实验室必须有仪器操作的持续的日常评估，以发现错误并实施纠正/预防措施。也应该具备使用中仪器校准和设备功能预防性维护方案，以保证设备的正常运行
文件系统可以检测和及时纠正抄写和分析中的错误及异常实验室测试结果	实验室报告应在发放前由有资质的人员审核，临床决策前一旦发现错误可以及时纠正。假如接收并处理了不该接受的或非最佳的样本，必须告知提交申请的医生，并在报告中注明样本的条件。报告发出后如果最终使用者发现可疑的错误，实验室证实错误后必须立即纠正
报告不符合项、预防和纠正措施的体系	实验室必须有一套持续的向监督员、主任或质量经理等报告异常事件的系统，并提出和实施纠正和预防措施
有资质人员的文件审查	实验室对常规操作的质量控制、使用试剂和来源的记录、仪器功能的检查必须有持续的审核体系。而且实验室主任必须确保政策和技术方案是完整的、最新的，而且经过了有资质专业人员的审核。现行的实验室操作程序必须与方针和程序相一致。实验室的所有工作人员都应该熟悉 QM/QC 方案的内容和各自相关活动领域的 SOP。新的方针/程序和文件的重大改变在实施前必须获得批准，而不再继续的程序应该保留供咨询用。
有资质人员对临床结局和顾客满意度的审查	实验室必须有一套可以对临床结局和相关数据收集中顾客满意度进行持续审查的系统。

Adapted from the College of American Pathologists Standards for Reproductive Laboratories Accreditation, 2009.

Available from: http://www.cap.org/apps/docs/laboratory_accreditation/build/pdf/standards_repro.pdf. Accessed 20 Sep 2011.

（任秀莲译　廉　颖　刘　平审校）

参考文献

1. Athayde K, Varghese A, Agarwal A. Quality management of the andrology laboratory. In: Rao K, Agarwal A, Srinivas MS, editors. Andrology laboratory manual. 1st ed. New Delhi: Jaypee Brothers Pvt Ltd.; 2010. p. 165–72.

2. College of American Pathologists. Standards for reproductive laboratories Accreditation, 2009 edition. http://www.cap.org/apps/docs/laboratory_accreditation/build/pdf/standards_repro.pdf. Accessed 20 Sep 2011.

3. Commission of the European Parliament (2004). Directive 2004/23/EC of the European Parliament and of the Council of 31 March 2004 on setting standards of quality and safety for the donation, procurement, testing, processing, preservation, storage and distribution of human tissues and cells. http://eur-lex.europa.eu/LexUriServ/LexUriServ.do?uri=CELEX:32004L0023:EN:NOT. Accessed 14 Feb 2012.

4. Ministry of Health. Brazilian National Agency for Sanitary Survaillance (2006). Resolução no. 33 da Diretoria Colegiada da Agência Nacional de Vigilância Sanitária (amended by RDC23 of 27 May 2011 on setting standards of quality and safety for the donation, procurement, testing, processing, preservation, storage and distribution of human tissues and cells). http://bvsms.saude.gov.br/bvs/saudelegis/anvisa/2011/res0023_27_05_2011.html. Accessed 14 Feb 2012.

5. De Jonge C. Commentary: forging a partnership between total quality management and the andrology laboratory. J Androl. 2000;21:203–5.

6. Mayer JF, Jones EL, Dowling-Lacey D, et al. Total quality improvement in the IVF laboratory: choosing indicators of quality. Reprod Biomed Online. 2003;23(7):695–9.

7. Kastrop P. Quality management in the ART laboratory. Reprod Biomed Online. 2003;7:691–4.

8. World Health Organization. WHO laboratory manual for the examination and processing of human semen: quality assurance. 5th ed. Geneva, Switzerland: WHO Press; 2010. p. 179–202.

9. Boone WR, Higdon III L, Johnson JE. Quality management issues in the assisted reproduction laboratory. J Reprod Stem Cell Biotechnol. 2010;1:30–107.

10. College of American Pathologists. Reproductive laboratory checklist, 2007 edition. http://www.cap.org/apps/docs/laboratory_accreditation/checklists/reproductive_laboratory_sep07.pdf. Accessed 6 March 2012.

11. Castilla JA, Ruiz de Assín R, Gonzalvo MC, et al. External quality control for embryology laboratories. Reprod Biomed Online. 2010;20:68–74.

12. American Association of Bioanalysts: proficiency testing services. http://www.aab-pts.org. Accessed 27 Jan 2012.

13. European Society for Human Reproduction and Embryology. Special Interest Group in Andrology: External quality control. http://www.eshre.eu/ESHRE/English/Specialty-Groups/SIG/Andrology/External-Quality-Control/page.aspx/104. Accessed 27 Jan 2012.

14. Wiwanitkit V. Types and frequency of pre-analytical mistakes in the first ISO 9002: 1994 certified clinical laboratory, a 6-month monitoring. BMC Clin Pathol. 2001;1:5.

15. Esteves SC, Couto M. Classificação ISO 5 em laboratório de fertilização in vitro. Rev Soc Bras Contr Contam. 2005;20:8–10.

16. Esteves SC, Verza Jr S, Gomes AP. Comparison between international standard organization (ISO) type 5 and type 6 cleanrooms combined with volatile organic compounds filtration system for micromanipulation and embryo culture in severe male factor infertility. Fertil Steril. 2006;86 Suppl 2:S353–4.

17. Esteves SC, Schneider DT. Male infertility and assisted reproductive technology: lessons from the IVF. Open Reprod Sci J. 2011;3:138–53.

18. Verza Jr S, Esteves SC. Microsurgical versus conventional single-biopsy testicular sperm extraction in nonobstructive azoospermia: a prospective controlled study. Fertil Steril. 2011;96(Suppl):S5.

19. Esteves SC, Miyaoka R, Agarwal A. Sperm retrieval techniques for assisted reproduction. Int Braz J Urol. 2011;37:570–83.

20. Esteves SC, Miyaoka R, Agarwal A. An update on the clinical assessment of the infertile male. Clinics (Sao Paulo). 2011;66:691–700.

21. Pacey AA. Is quality assurance in semen analysis still really necessary? A view from the Andrology Laboratory. Hum Reprod. 2006;21:1105–9.

22. Jequier AM. Is quality assurance in semen analysis still really necessary? A clinician's viewpoint. Hum Reprod. 2005;20:2039–42.

23. Keel BA, Sternbridge TW, Pineda G, Serafy NT. Lack of standardisation in performance of the semen analysis among laboratories in the United States. Fertil Steril. 2002;78:603–8.

24. Esteves SC. Lack of standardization in performance of the semen analysis among laboratories in the United States [Editorial comment]. Int Braz J Urol. 2002;28:485–6.

25. Riddell D, Pacey A, Whittington K. Lack of compliance in UK andrology laboratories to World Health Organisation recommendations for sperm morphology assessment. Hum Reprod. 2005;20:3441–5.

26. Esteves SC, Zini A, Aziz N, Alvarez JG, Sabanegh Jr ES, Agarwal A. Critical appraisal of World Health Organization's new reference values for human semen characteristics and effect on diagnosis and treatment of subfertile men. Urology. 2012;79:16–22.

第三部分
国际经验

第11章 新加坡

P.C. Wong

国立大学医院（National University Hospital，NUH）的辅助生殖技术（ART）中心于 1985 年医院刚成立时开始运行。NUH 是一家含急诊的三级综合医院。不孕患者通过家庭医生或其他妇科医生转诊，也有部分患者自己就诊。同时，NUH 也是妇产科专业住院医师培训基地。

起初，ART 中心规模很小，工作人员（包括护士、实验室人员、胚胎学家和医生）的数量很少（图 11.1）。但随着病例数的增加，我们发现需要运用质量管理体系来规范我们的医疗行为。如果想使 ART 高效地发展，各项程序需要标准化。所有问题应该及时被发现，并得到快速有效的处理。

我们所有程序的运行与我们编写的质量手册是一致的。实际上，我们一直在这么做，所以是"说我们做的，做我们说的"。

为什么我们需要质量管理体系？

随着 ART 中心的发展，来自各方需要制定质量手册的压力也随着增加。所有辅助生殖技术从业人员都需要遵守同样的工作程序，不能随个人或工作日的变化而改变。

医师

新医生入职时，我们必须规范诸多职责。从开始，必须规范如何对新就诊的患者进行评估。我们也设计了治疗流程图，帮助决定患者是否准备辅助生殖技术助孕。当超声监测卵泡时，我们必须规范如何测量卵泡，如何选择合适的图像测量，注射 hCG 时的卵泡直径等。这种标准化是非常重要的，这样团队中每个成员都能预先知道如何管理每名患者。

护士

新护士入职时，通常由高级护士对其进行培训。如果没有手册参考，护士培训就会是临时性和非系统性的。这将导致培训的不持续，导致我们教的内容不一致或遗漏。引入了规范的手册后，所有新护士必须逐页阅读手册，学习我们要求的所有内容。

P.C. Wong, F.R.C.O.G. (✉)

Department of Obstetrics and Gynaecolog, National University Hospital, Singapore，Singapore

e-mail: Peng_cheang_Wong@nuhs.edu.sg

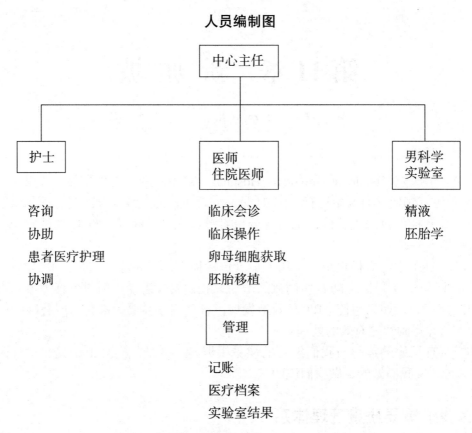

表 11.1　新加坡辅助生育技术中心的人员编制图

实验室

最迫切需要质量管理体系的是实验室。没有统一的标准化，每个技术员或胚胎学家之间必然会存在差异。ART 的结局如此依赖胚胎学家，因此标准化至关重要。同样的原则应用于招募和培训新胚胎学家。质量手册容易参考，为系统和完整地培训新成员提供了框架。

住院医师

对于轮转生殖内分泌与不孕不育的住院医师来说，他们需要了解为什么实施某种程序。为了方便学习，书面的方案和操作流程有助于他们自学。

我们选择什么体系？

我们没有选择认证体系。我们医院最初选择 ISO 9001[1] 做专业认证。认证过程是作为一个整体进行的，ART 项目是其中的一部分，但其专业认证过程是相似的。

完善质量控制体系最大的困难是规范所有的制度和操作流程。因此，我们把工作分给每一个员工，把所做的写下来，尽管这个工作非常费时费力。此前，一些制度和操作流程虽然存在，但并未统一在一起，比如，护理制度在护士那里，实验室制度在实验室。另外，这些制度书写尚缺乏规范标准。因此，我们按标准重写所有常规制度和标准化操作流程，并开始制定尚未形成的制度。要求每个岗位制定自己的制度，包括护士、医生和实验室人员，因为只有他们最了解自己的工作。随后，所有的制度及操作规程经过统一整体评估并核准。

第二阶段

当医院决定接受 JCI 认证 [联合委员会国际部（Joint Commission International，JCI），附属于美国医疗卫生机构认证联合委员会（Joint Commission Accreditation of Health Care Organization，JCAHCO）]，我们的质量管理征程进入第二阶段[2]。JCI 认证的要求与 ISO 有所不同，但本质相似，我们必须遵守一系列的质量要求。通过 ISO 认证后，我们已经准备为认证及随后的再认证做必要的改变并接受挑战。

（王树玉 译 乔 杰 审校）

参考文献

1. ISO 9001 – Quality Management System. http://www.iso.org/iso/iso_9000_essentials. Accessed Feb 2012.
2. Joint Commission International. http://www.jointcommissioninternational.org/. Accessed Feb 2012.

第12章 印 度

B.N. Chakravarty   S. Sharma

在过去的 25 年里，印度的辅助生殖技术（ART）发展迅速。在最近短短 30 年，ART 活产率由 < 1% 稳步上升到约 33%。成功率的提高可能归功于卵巢刺激方案的改进和 IVF 实验室质量及工作人员能力的提高。尽管最近在卵巢刺激方案和配子获取的手术方面取得了进步，但仍然有很多 ART 周期未能成功妊娠。

ART 实验室是 ART 中最重要的组成部分。在人类体外受精（IVF）的过程中，配子和胚胎操作需要严格的程序，而且我们已经知道实验室自身的环境能改变胚胎的质量。所以实施质量管理体系可以确保高质量的医疗服务和保证实验室正常工作的一致性，从而最大限度地提高胚胎的质量和 ART 技术的成功率 [1,2]。这也将有助于缓解患者的焦虑。

患者的焦虑往往从预约登记就开始了，并持续存在于胚胎移植后到知晓妊娠结局的整个过程中。如果患者了解每一个程序均被监控或确认，她会对医疗机构的整体性更有信心 [3]。因此，每个 ART 机构均有义务设计并应用适宜的、认真的内部质量控制（QC）程序和外部质量保证（QA）程序，以便建立和维持最高水平的医疗服务。质量是任何实验室管理的中心，尤其在人类 ART 实验室更为重要。质量管理并不仅限于最初的获得资格或认证，还需要在 ART 的各个方面持续改进。质量管理体系主要包括质量控制（QC）和质量保证（QA）。

质量控制和质量保证的定义

质量控制

质量控制是指程序的所有方面得到监控并确认达到可接受的范围。质量控制应确保该程序的运行是一致的和可重复的。如果程序缺乏稳定性，我们将很难确定一位患者的异常结果是由于患者相关的问题导致，还是由于程序的失误导致。

质量保证

质量保证的目的不仅是为了维持标准（质量控制），更需要提高结局。从这一点来看，质量控制是质量保证的一部分。因此，质量保证包括人员、流程和材料的质量控制评估，并为改进提供数据。

B.N. Chakravarty, M.D., F.R.C.O.G. (✉) · S. Sharma, M.D., F.N.B.
Institute of Reproductive Medicine, Kolkata, India
e-mail: bncirm@gmail.com

质量控制和质量保证的责任

质量控制和质量保证的实施可以通过立法或制定指南来实现。立法或指南制定的质量管理体系不仅仅受医疗机构高层的管理，更要接受中央管理机构的管理。在印度，印度医学研究理事会（ICMR）向 ART 诊所提供了强制性指南[4]。各机构将通过适当的质量控制更新 ART 治疗的标准，从而为患者提供最佳的服务。这些指南有可能通过议会批准后成为法案或法规。

对于 ART 的临床和实验室质量控制，指南强调了 5 个基本方面：

1. ART 诊所最基本的物质条件；

2. 必需的设备、正确维护的记录、文件和日常活动的审查；

3. ART 团队人员的组成、资质和职责；

4. ART 团队现有人员和即将进行辅助生殖技术人员知识的培训和知识更新；

5. 最后，也是很重要的，质量管理应确保质量操作程序的维护。

认证委员会的职责是确保每一个 ART 诊所遵循和维护这些基本原则。这不仅满足质量控制确定的标准，也能保证 ART 方案取得更好的成功率，这就是质量保证的定义。

指南中的每一个强调点都直接或间接地与国家对 ART 中心的质量管理相关。本章主要强调：

（a）ICMR 指南[4]中关于印度 ART 诊所的质量管理的建议；

（b）实际应用中最初遇到的和仍然存在的困难；

（c）改正和提高印度辅助生殖技术诊所的质量管理标准的可能措施。

一家 ART 机构最低的物质要求

为了质量管理，所有的 ART 中心都应该有最低的物质要求。一个设计良好的 ART 诊所应该有非无菌区及严格无菌区。一些空间可以组合使用（比如，相同的空间可用于多个目的），只要这一步不会降低服务质量。然而，无菌区不能兼做非无菌区，反之亦然。

由于资源不足，国内的许多小中心最初坚持以最小的空间分配来运行。然而，随着 ART 中心数目的增加和竞争的逐渐加剧，现有的 ART 中心比 20 年前的中心更有纪律性和组织性。一些想要开不孕 /ART 诊所的临床医生要求行宫腔内人工授精（IUI）不需要获得认证。但是，ICMR 指南[4]指出，IUI 实验室就像 ART 实验室一样需要质量管理认证。这个问题很长一段时间来一直备受争议。在我们看来，IUI 不属于 ART 过程（因为女性配子并不是在体外处理），因此 IUI 实验室不需要严格的认证，只需要遵循标准操作程序（SOP）的管理。然而，大家随后一致认为进行精液（生物学液体）处理行 IUI 的实验室是需要认证的，而实施 IUI 的诊所不需要认证，只需实施 IUI 的医师具备妇产科研究生学位。

然而，IUI 和 IVF 的精液准备室应该分开。因此，IUI 精液准备室可以不在严格的 IVF 无菌区，但至少应远离非无菌区（如图 12.1 中的半无菌区）。

足够的空间对 ART 中心质量管理有显著的作用。在医院门诊部，一个有宽敞面积

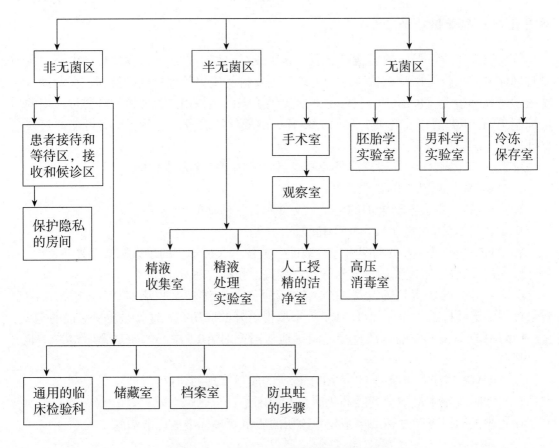

图 12.1　一家 ART 机构最低的物质要求

的咨询和视听演示的候诊室对患有焦虑症的夫妇会有积极的作用。他们可以了解在中心"流程"中进行的每一步。实验室也一样，应该有足够的空间去容纳足够多的培养箱（这样培养箱的门不需要经常打开），也为了放置程序冷冻机，因为所有剩余的胚胎都要在正确的时间冷冻。

质量管理中的关键设备和维修记录

许多国家已经通过质量管理措施实施书面条例及更新 ART 程序。质量管理也已经通过由印度医学研究理事会（ICMR）编辑的《印度辅助生殖技术机构国家认证、监督和管理指南》间接被介绍到印度。该指南已明确在全国 ART 操作的质量管理中哪些领域应该实施标准化 [4]。一些相关的要点描述如下。

实验室的维护

每个实验室应针对实验室开展的不同程序保存书面标准操作手册。必须确保不会混淆配子或胚胎。患者的姓名应该清楚地标示在所有装有配子或胚胎的试管、培养皿和移液器上。所有移液器均应在使用后立即丢弃。

层流罩、实验桌、培养箱以及其他需要无菌的区域必须使用标准技术定期检查微生物污染，并保存检查记录。实验室日志需记录温度、二氧化碳含量、培养箱湿度，以及层流气流压力计的读数，并保存记录结果。所有仪器必须定期校准（每年至少一次），并保存校准记录。

实验室所用耗材的质量

所有一次性塑料制品的材料必须从可靠的来源购买，确保无胚胎毒性。用于体外处理配子或胚胎的培养液应该优先来自可靠的制造商。每批培养液需要检测无菌、内毒素、渗透性和 pH。胚胎学家应该了解正在使用的培养液的成分。大多数培养液有血清成分，因此，应该检测 HIV 抗体 1、2，乙型肝炎病毒表面抗原，丙型肝炎病毒 RNA。人血清白蛋白应该含有胚胎营养细胞因子；否则，这将是内毒素污染的主要来源[1]。指南中强调 ART 实验室中不应该使用未获相关监管机构（比如，美国食品药品管理局和印度药品管理局）批准的产品或设备。

感染控制

ART 实验室的感染控制是必不可少的，这不仅是为了成功率，同时也是为了质量控制和医学法的要求。实验室感染有两个主要来源：精液和用于制备培养液的血清。精液和血清也可能感染配子和实验室人员。

治疗周期第 2 天的常规精液分析是必需的。如果白细胞数目超过正常，可以给予适当的抗生素治疗，并在取卵日通过密度梯度技术准备精液。授精时，如果看见精子结块，缩短卵母细胞暴露于精子的时间，可以避免污染。培养室每半年熏蒸一次是必不可少的，可以保证卵母细胞和胚胎培养所需的无菌环境。

若患者是 HIV 阳性或肝炎表面抗原携带者时，胚胎学家应该非常谨慎地操作，配子培养应该在一个单独的培养箱中。在评估周期对患者进行适当的筛查（艾滋病毒和乙型肝炎表面抗原）是必要的。

此外，中央空调、空气调节器、进入实验室的限制并定期清洗是必要的，这可以提供一个清洁、无菌、无毒的环境以利于卵母细胞和胚胎培养。建议适当地定期处理实验室垃圾，以保持周边的清洁和健康。为了自我保护，胚胎学家 / 男科医生应一直戴手套。

文件和记录的保存

除了定义与质量管理体系相关的流程外，必须保存正确的文件。比如，意想不到的意外发生了，必须记录意外事件，采取措施纠正并实施改进的方案以防止再次发生。质量手册是最重要的文件，包含组织结构及重要程序如何操作的简要说明。手册也写明员工的岗位和责任。

手册或标准操作程序（SOP）细化了过程的每一步，并描述所用的材料和方法，以及执行每个流程的方法[5]。实验记录表应由进行相应操作的人员填写，并签上日期和姓名。这应该适用于参与该过程的所有人员。记录的一个重要部分是程序结果，其中包括每个治疗周期的妊娠率。

审查

审查是提高和保持系统达到最新标准的工具。它们可以是内部的或外部的，同时也可确保质量体系良好运行。审查帮助临床医生提高治疗结局。

备用电源

供给培养箱和中心中其他重要设备的电源不应中断。鉴于印度的电力供应形势，在提供 ART 技术服务的中心必须配备 UPS 系统和（或）自备发电系统的备用电源。

ART 团队成员的组成、基本资质和职责

ART 团队的基本资质

ART 中心的最佳结果是整个团队取得的，能同时作为一个整体和个体有效地工作 [6,7]。ART 中心团队的培养是主任的责任 [8,9]。ART 项目需要一个和谐发展的团队，包括妇科医生、男科医生和临床胚胎学家，并得到项目主管和顾问的支持。

妇科医生（临床医生）

ART 团队中的妇科专家应该有妇科学研究生学位，并对不孕和生殖内分泌特别感兴趣。妇科医生的职责包括以下内容：

- 不孕夫妇的初诊
- 病史采集
- 女性患者的体格检查
- 建议进行适当的检查，给予解释，并对疾病进行治疗（感染、内分泌异常）
- 行腹腔镜或超声子宫输卵管造影术确定子宫和输卵管的情况
- 对简单的病例，建议夫妻计划性生活
- 在诊断证据的基础上，视情况而定行 AIH、AID、IUI、IVF 和 ICSI
- 妥善保存纪录

男科医生

男科学关注男性生殖，50% 的不孕病例与男性因素有关。在印度，泌尿科医师经过特殊的各类男性不育症的诊断和治疗的培训后，可在 ART 中心任职男科医生，因为无论是在大学或其他教育培训中，没有专门针对男科学或精液学的培训。

- 男科医生必须知道职业性危害、感染和发热可能引起可逆或不可逆的不育，并掌握超声或血管造影技术筛选可以通过手术矫正的部分血管阻塞的病例。
- 他或她必须了解精液分析和精子功能测试的原则，并能解读结果。
- 他或她应该熟悉无精子患者行 ICSI 所需要的手术，如 PESA、MESA、TESA 和 TESE。

从最初，甚至到现在，全国的 ART 中心很难招到一位受过专业训练的男科医生。

除少数中心外，一个男科医生通常同时在 2 ～ 3 个中心工作。大多数男科医生通过自己的兴趣和爱好进行自我培训。

临床胚胎学家

临床胚胎学家必须掌握哺乳动物胚胎学、生殖内分泌学、遗传学、分子生物学、生物化学、微生物学和体外培养技术。生物学家也必须熟悉辅助生殖技术。他或她必须是医学毕业生或具有生命科学相应领域的研究生学位或博士学位。

胚胎学家的职责

由于培训设施不足，在印度并没有许多训练有素的胚胎学家在全国的所有 ART 中心工作。有人提出，每年每 125 个刺激治疗周期就需要一个专职胚胎学家[2]。大部分的胚胎学家都是通过全国知名中心的短期培训班或国内外举办的各种讲习班进行培训的。然而，目前在印度超过 50% 以上的 ART 中心都有经过培训的胚胎学家。

即使如此，他们仍过度劳累，现在仍然有些中心只有兼职的胚胎学家。过度劳累会使工作质量下降。胚胎学家必须保持警觉，以便准确可靠地完成其各方面的工作，尽可能降低犯错的风险。质量管理应确保员工不会在其最大限度内不间断地工作，这毫无疑问会降低他们的工作质量和效率。

印度 ART 指南中已明确提出，当一个胚胎学家在一个以上的中心工作时，他或她应该递交书面材料，保证他或她能够在不影响服务质量的情况下做好中心的全部工作。一个胚胎学家不能在一个特定的时间内在两个以上的中心工作。

咨询师

咨询师在任何生殖中心都是很重要的辅助部分。ART 咨询并不是作为一个独立的学科。有资格占据这个位置的人至少拥有社会科学、心理学、生命科学或医学的学士学位，并掌握不孕不育的各种病因及其社会和性别的影响，以及各种治疗方法所带来的可能性。咨询师应该有关于心理压力的实用知识，对潜在的患者有丰富的经验并能提出建议让患者平息自己的恐惧和焦虑，不对 ART 有不合理的期望。中心中未从事任何其他全职活动的工作人员中的一员可以作为咨询师。

咨询师必须评估与夫妇领养相比包括捐赠在内的 ART 的优势。一个人可以在多个中心担任咨询师，但每个咨询师工作的中心必须确认其责任，并确保咨询师能够在不影响服务质量的情况下照顾好中心的所有咨询任务。

部门协调员 / 主任

他或她应该是一名具有高级资历的人，在 ART 各个方面都拥有相当丰富的经验。该协调员 / 主任应该能协调团队中的其他成员的活动，关注工作人员的行政事务、保管库存、财务、患者病历保管、遵守法律要求，以及处理公共关系等。他或她应通过提供文献信息确保员工跟上学科的最新发展，能给他们提供获得最新期刊的机会，鼓励他们参加会议并展示他们的数据。部门协调员 / 主任应该有医学或生物科学的研究生学位。

ART 团队成员和希望开始筹建 ART 诊所人员的培训和提高

ART 人才的培训/资格

直到最近，几乎没有任何正式的系统教育或短期实用项目能够提供必要的培训去培养一名完全有资格的胚胎学家、男科医生或超声科医生。由卫生部全国考试委员会管辖的国家医学科学院（NAMS）已在新德里设立了针对生殖医学的继续教育基金。委员会已在全国确定一些 ART 中心，选择的学生（妇科学 MD 或 DNB）到指定的中心进行为期 2 年的不孕症诊治包括 ART 的强化训练。

对于全国考试委员会或其他学术团体或大学来说，开设胚胎学、男科学、生殖超声学等课程是至关重要的，有利于那些开始筹建的 ART 诊所招募到经过适当培训的人员。这种类型的培训在我国那些运行超过 10 年、著名的 ART 中心是可行的。在可供培训的机构尚未建立之前，知识的更新主要依靠国内大型 ART 中心定期举办的讲习班和短期培训。但这些培训对于我们的下一代来说是不够的。希望能举办针对 ART 中心不同类别员工的有组织、协调良好的培训，这将有助于提高我们 ART 中心所希望的服务质量。

ART 质量管理操作规范的保持

为保持一个 ART 诊所的质量，ICMR 指南中所列出的针对 ART 诊所认证和监管的规范都要严格遵守 [4]。

操作规范

操作规范涉及所提供治疗和 ART 诊所进行研究的所有方面。通常影响 ART 中心所提供服务质量的因素总结如下。

工作人员

管理的责任人应该负起全责，确保 ART 机构的工作人员有足够的资质，确保设备正确使用，以及遗传物质的妥善保存和清除。ICMR 指南已经详细描述临床和实验室工作人员的经验、知识和资质的最低标准 [4]。

设 施

这些必须满足临床、实验室和咨询服务所要求的标准。必须建立监测评估操作和程序的合适体系（如标准操作程序），以优化 ART 结局。

保 密

有关患者和捐赠者的任何信息都必须保密。在治疗协议下获得的夫妇双方治疗信息均不能透露给其他人，包括认证机构或有相关许可的人员，除非获得与该资料相关个人的同意，或者在与患者相关的紧急医疗情况下，或者有法院的命令。除非有法院的命令，否则，提供什么信息或将相关个人信息提供给谁是其个人权利。

患者信息

在治疗开始前，所有相关信息必须提供给患者。因此，治疗开始前，应告知患者相应信息，包括所建议治疗的局限性和结局、可能出现的副作用、所涉及的技术、与其他可能治疗的比较、咨询的提供、治疗的费用、ART 出生孩子的权利，以及诊所需要登记治疗结局。

知情同意

在所有可能的治疗阶段，治疗前均应有夫妻双方的书面同意，包括可能的剩余胚胎冷冻。建议所有的 ART 诊所均使用由认证机构推荐的标准知情同意书。冷冻配子或胚胎的夫妇必须签署专门的知情同意，需涉及如果他或她死亡应该如何处理冷冻的配子或胚胎，或者注明不能更改或撤销他或她的知情同意。

咨　询

准备进入治疗周期的患者必须有合适的机会得到关于治疗的咨询。不能强迫患者接受咨询，但咨询公认是有益的，应该鼓励夫妇双方接受咨询。因此，ART 诊所提供咨询所需的设备是强制性的。应该向夫妇双方介绍适当的支持或治疗咨询。

配子或胚胎的使用

无论使用什么方案，一名妇女任何一个周期都不能移植超过 3 枚胚胎，除非在某些特殊情况下（比如老年女性、着床率低、子宫腺肌病或胚胎质量差）。无论在任何治疗周期，所有妇女的治疗中都不应该使用来自不止一名男性 / 女性的配子或胚胎。

配子和胚胎的储存和处理

储存和处理配子和胚胎中涉及安全性以及记录、识别和验证，都应遵循最高标准。

研　究

所有涉及体外形成胚胎的研究必须经认证机构批准。对每个涉及人类胚胎的研究项目必须有单独的许可证。认证机构不能随意给予许可证，除非能确信使用人类胚胎对于研究的目的是至关重要的，并且该研究符合公众利益。

投　诉

所有的 ART 诊所都必须有确认和调查投诉的程序，并且应该任命一个人去妥善处理这类投诉。每年的投诉数目和那些未解决的投诉均必须告知认证机构。ART 诊所质量管理的整个流程可以概括如图 12.2 所示。

在印度实施质量管理所遇到的一些问题

● 资源不足：小中心使用最少的资源和最低的成本运行 ART。这一过程中使用的设备和药物都保持了对服务标准做出的最小的让步。除非 ART 法案已通过并被严格执行，否则在印度难以统一所有中心，质量管理的问题将很难根除。

● 设备：ART 中心使用的耗材 / 设备是高度专业化、灵敏和精细的，通常从世界其

确定实践和最终结果的范围

↓

- 目标
- 描述最重要成员和他们的职位
- 所有实施技术程序的完整图示

↓

选择经过适当教育和训练的人员

↓ **应用质量控制**

- 具备对所有仪器正常运行和校准的维护手册和日志本
- 选择适当的技术和方法，确保连续、适当地执行
- 适当的记录文件并保存记录
- 控制感染系统
- 患者样本识别、收集、处理和验证程序的系统
- 材料的生物测定

↓ **质量保证**

- 选择适当的方法用于检验操作，必要时改正和更新与提高
- 审查评估
- 针对不可预期事件和投诉的解决系统

↓ **质量改进**

- 识别问题和发生问题的区域
- 制定改进的计划

↓

遵从修改后的计划，通过适当、明确的工作指导，使修改后的计划
更加标准化、系统化和简单化

图 12.2　ART 医疗机构质量管理程序的流程图

他地区进口。这也意味着很容易受到损坏，维修和更换需要很长的时间，因而将干扰到治疗过程。

- 电力供给和电压问题：应确保关键设备电力供给的连续性，因为 ART 实验室中使用的设备对电压波动非常敏感。
- 气候变化／环境：大气中的高湿度可能造成漏电，也可能成为对无菌有额外要求的操作中的传染源。除湿空调装置可能会有所帮助，这再次增加了成本。
- 缺乏充分的、有效的管理：在 2002 年，印度医学研究理事会（ICMR）开始考虑

到印度 ART 中心的认证、监督和规范，并制定了一个专家委员会去制定指南，以便提高印度 ART 管理质量。

• 但国内的很多中心对管理仍然忽视，或是对指南中的要求执行得过于随意。因此，管理层不能分配适当工作给适当的人员来形成高效的工作氛围。

• 但是，在法案获得通过并在实践中强制执行后，因为劳动力相对便宜，质量管理情况在印度有望得到显著改善。一般情况下，想要开办 ART 诊所的医生都是非常聪慧和热情的。经过适当的培训，并辅以高效的、有组织的团队的努力，在国内实施有效的质量管理体系不会困难。他们能更富有成效并心甘情愿地每周工作 6 天。

怎样才能利用现有资源在全国提高质量管理？

医学主任必须对质量管理有一个明确的定义。然后他或她才能向诊所中每位团队成员传达整个程序的理念。之后，主任可以把责任委派给团队中的各位成员。虽然责任分配给个人，主任仍然要为诊所中所有好的和坏的结果承担最终责任。但是，我们仍应该明确哪个人负责哪种活动。当然，主任拥有改变的权利。

虽然这些要点已经在国家指南中提到，但是多年来实施一直非常缓慢。因为除了书面文件（比如，像这本质量管理书籍或质量管理指南）外，质量管理的成功将取决于承诺、奉献、时间和金钱。

总结

建立质量管理数据库并对其进行定期监督将确保该项目的所有方面满意运行。这将有助于患者获得稳定的、可重复的结局。每一项质量管理参数都应该记录，以便在诊所或实验室出现突发事件时有据可查。质量管理是一个衡量的标准，通过它我们有望在未来改善 ART 结局。因此，质量管理应该持续进行，直到我们能够合理地确保接受 ART 治疗的患者都获得成功的活胎妊娠。不幸的是，除了在非常大的知名中心，质量管理并没有严格执行。但希望在国会通过 ART 法案后，这种状况能得到改善。

致谢：非常感谢印度医学研究理事会（ICMR）生殖健康与营养部总执行主任（SG）R.S.Sharma 博士，为这份稿件的准备提供了宝贵的建议和指导。

（王树玉 译　马彩虹 审校）

参考文献

1. Gardner DK, Reed L, Linck D, Sheehan C, Lane M. Quality control in human in vitro fertilization. Semin Reprod Med. 2005;23:319–24.
2. Mortimer D, Mortimer S. Quality and risk management in the IVF laboratory. Cambridge: Cambridge University Press; 2005.
3. Rita BR. Quality maintenance for ART: an introduction. Embryo Talk. 2006;1(1):43–50.
4. Indian Council of Medical Research, National Academy of Medical Sciences (India). National

guidelines for accreditation, supervision and regulation of ART clinics in India. New Delhi: Ministry of health and family welfare, government of India; 2007.

5. Keck C, Sjoblom C, Fischer R, Baukloh V, Alper M. Quality management in reproductive medicine. In: Gardner DK, Weissman A, Howles CM, Shohan Z, eds. Textbook of Assisted Reproductive Technologies Laboratory and clinical perspective. 3rd ed. London: Informa Healthcare; 2009:435–46.

6. Collings J. An international survey of the health economics of IVF and ICSI. Hum Reprod Updat. 2002;8:265–77.

7. Alper MM, Brinsden PR, Fischer R, Wikland M. Is your IVF programme good? Hum Reprod. 2002;17:8–10.

8. Kissel C, Keck C. Introduction of a structured training course for medical doctors in training in the field of reproductive medicine. Geburtshilfliche Frauenheilk. 2004;64:160–3.

9. Rose JL. Developing new and current employees. Mich Health Hosp. 2003;39(3):22–3.

第13章 南非：从实验室看质量控制

Marie-Lena Windt de Beer　Gregory Michael Tinney

背景介绍

在 20 世纪 80 年代，当辅助生殖技术在南非刚刚起步时，ART 质量管理的很多方面都缺少指南。于是此领域的先行者们前往其他国家先进的医疗机构（比如位于弗吉尼亚州诺福克郡的 Jones Institute 以及墨尔本）学习优秀的辅助生殖技术实践指南。Theunis F Kruger 教授，Aevitas/Tygerberg 生育中心的主任兼创始人，是该时期最重要的人物之一。

虽然如今并不存在一个官方的有约束力的认证系统，但最近，南非生殖医学和妇科内镜协会（Southern African Society of Reproductive Medicine and Gynaecological Endoscopy，SASREG）（http://www.fertilitysa.org.za）开始努力推行辅助生殖技术的标准实践指南以及该协会的认证实践指南。该指南是基于《HFEA 行为规范（第 6 版)》以及《美国生殖医学协会的指南和规章》而创立的，并针对南非的具体情况进行了改良。如今，南非的国家卫生法（2003 版 1 ～ 3 章第 61 条）、人类组织法（1983 年版第 65 条）以及在代孕领域的儿童法（2005 年版第 38 条）中包含了针对辅助生殖技术的法案。

南非生殖医学和妇科内镜协会（SASREG）的认证指南中包含了如下几个方面：员工要求、专业训练与经验、质量保证、实验室设备、器械及维护、胚胎及配子的冷冻保存、安全性、档案保存、知情同意以及伦理指南。但文件中提到该指南"并没有覆盖所有的临床情况和操作，更应该通过 ART 程序以及实验室负责人的评估，确认他们的方案实施符合指南的建议和要求"。该指南包含了伦理和实验程序、档案保存以及知情同意等。所有这些方面在当今辅助生殖技术应用上越来越重要。该文件的目的是为了进一步提高已经有较高水准的 ART 标准。

M.-L. Windt de Beer, Ph.D. (✉)

Department of Obstetrics and Gynecology [Fertility Clinic], Tygerberg Hospital,
Tygerberg, South Africa

Aevitas Fertility Clinic, Vincent Pallotti Hospital, Tygerberg, South Africa

e-mail: mlw@sun.ac.za

G.M. Tinney, B.S., M.Sc.

Aevitas Fertility Clinic, Vincent Pallotti Hospital, Cape Town, South Africa

质量管理：位于南非开普敦的 Aevitas/Tygerberg 生育中心

质量管理对于我们体外受精（IVF）中心的成功运营至关重要。它能保证最高效的运营，确保患者使用最安全的方法并获得最高的成功率。正如 SASREG 所倡导的，我们紧紧跟随国际规章和趋势，努力遵照世界先进的 IVF 标准。我们努力使我们的诊所与国内外其他诊所在质量与技术标准上保持一致，并努力保证我们采纳了最高的质量标准，确保最高的成功率和最低的风险。

我们的实验室有责任确保实验室内的清洁和必要区域的无菌。保证设备（培养箱和冷藏室）能得到标准监控。我们努力确保实验室拥有足够的人员覆盖所有的工作，避免因个人工作量过于繁重而出现失误的风险。我们同样尽量减少实验室工作人员的流动以保障工作环境的稳定性。

人员

基于 ART 项目认证的最低标准，我们中心雇佣了必要的专业人员。雇佣了至少 2 名全职具有资质的经验丰富的妇科学家和胚胎学家。临床主任是一位注册的妇科专家，胚胎学实验室主任在管理和运营一个基本的临床胚胎学实验室和组织培养技术方面有丰富的经验。所有临床医生都拥有生殖内分泌学、促排卵药的使用以及月经周期的激素调节等方面的培训和经验。临床医生也掌握生殖手术经验以及腹腔镜和超声引导下取卵的技术。

实验室人员中也包括在精液学方面有丰富经验的男科医生，一名擅长生殖手术的泌尿学专家。我们所聘用的所有胚胎学家都具备配子和胚胎冷冻保存技术以及显微操作技术方面的培训和经验。

我们雇佣的护士都是接受过如何对不孕患者进行全方位照料训练的生殖专科护士。还有一支合格并富有激情的秘书和管理团队完善我们的人员构成。同时，在运营的所有功能岗位上，都建立了后备体系。我们的实验室位于一家综合医院中，所有必要的性激素（雌二醇、LH、孕酮）水平的快速检测在一家能够证实具有适当实力、质量控制和服务的实验室进行。

专业培训和经验

临床医生

在我们中心（包括所有在南非认证的 ART 中心），妇科医生必须具备不孕专科医生的训练、经验，并得到生殖内分泌和不孕症专业认证（南非卫生专业委员会，HPCSA）。这些专科医生管理辅助生殖周期的卵泡募集——包括取卵和卵泡发育的超声监测。我们中心的不孕专科医生具有丰富的经验，因为我们中心每年取卵术和移植术的数量远远大于最低要求的 30 次。我们中心每年大约完成 750 个周期。

胚胎学实验室科学家 / 技师

我们所聘用的所有胚胎学专家具备科学学士学位以及 2 年的全日制培训或者获得认

证机构授予临床技术（生殖生物学）的技术学士学位。同时，我们也是 HPSCA 认证培训实验室之一。2 年的全日制培训保证每位完成培训的胚胎学家能够适当掌握全部 IVF 操作技术，并具有较高的标准。所有受训的科学家在培训期间需在 HPCSA 注册，实习生的工作必须在实验室主管和受过培训的有资质的导师的持续监督之下进行。

在我们的胚胎学实验室工作人员中，有几位具备植入前胚胎学技术（包括植入前基因诊断）、男科学、显微操作以及受精前后处理的知识与经验。

实验室主管具备丰富的 ART 实验室相关知识，并且符合以下 SASREG 认证指南的要求：

- 持有从认证机构获得的医学（生殖生物学）专业的博士学位（Ph.D.）
- 负责制定实验室方针和规章
- 从事 IVF 相关操作 5 年以上的经验，有文件记录熟悉实验室质量控制、监管以及认证程序
- 在细胞培养、ART 以及男科学操作程序方面具有丰富的知识

质量保证

SASREG 认证指南文件中写道："胚胎学实验室的水平是一个成功的辅助生殖项目中最重要的组成部分。但是评估一个实验室系统的质量仍一直存在困难。所以我们必须容许质量标准解读中的灵活性，以采用不同的方法维持实验室质量。每个实验室应该设计个体化的质量控制程序，而质量控制程序的执行方案应能符合认证要求。"

在我们单位，制定了如下质量保证的方案和方针：

无菌

为防止 IVF 中心的任何污染，保持高水平的无菌环境对于实验室是至关重要的。根据需求，我们采取了一系列的措施。首先，避免使用能挥发高水平有机化合物的化学清洁剂（如乙醇、氨）。我们在 IVF 实验室给超净工作台表面以及台面做除菌时，采用被批准用于 IVF 实验室的消毒剂（Fertisafe，Rearch instrument）。该试剂是按照有毒化合物规范（67/548/EWG）制成的，并归类于无危险性（88/279/EWG）。实验室地板的清洁，我们通常使用水和少量的无毒消毒剂（Oosafe，IC Products）。

我们的大型 CO_2 培养箱（Forma Scientific）的搁板和侧板均每年移出并高压蒸汽灭菌。更换水盘中无菌水时，每个培养箱底部的水盘应每 2 周清空并高压蒸汽灭菌一次。MINC 培养箱内部必要时应该用无菌的、湿的无尘布擦拭。

我们所使用的所有塑料器具、穿刺针和胚胎移植管都是商业购买并是无菌的。所有用于卵子获取以及胚胎操作的玻璃吸管都用消毒水冲洗，并在干热箱中消毒（160℃ 3 小时）。用于精液收集的容器在伽马射线下消毒（容器不能用氧化乙烯消毒，因为这会影响精液样本）。

为确保 IVF 实验室最大程度的无菌，我们还有以下措施：使用 HEPA 过滤器对进入实验室的空气进行过滤。实验室内保持正气压以确保不会有未消毒的空气进入实验室。在超净工作台的 HEPA 过滤器保证工作台面保持无菌。所有的过滤器每年检测以确保

功能正常，保持正确的微粒过滤度。我们在二氧化碳培养箱（Forma Scientific）应用了Coda 内联过滤器，并每 6 个月更换一次。所有培养箱每年维护。所有进入实验室的人员全部被要求换上清洁的手术服装、帽子 / 发网以及干净鞋套。所有接触配子 / 胚胎的工作人员经常使用无毒肥皂洗手。

实验室设施

我们的 IVF 实验室是一个标准的"洁净室"：实验室的温度和湿度都由人工控制，每小时有一定次数的换气让过滤过的空气进入实验室。墙壁和地板使用的材料易于清洗和消毒。任何会产生有毒的挥发有机化学物质的产品不能用于清洁和消毒。IVF 实验室设置在取卵室旁边。

设备和维护

IVF 实验室装备所有必需的基础设备，包括一个超净工作台、带有加热台的立体显微镜、二氧化碳培养箱（Forma Scientific 和 MINC）、光学显微镜、配备了 Narishige 显微操作器的倒置显微镜（Nikon）（带有加热台以及进行 IMSI 的设备）、一台带有激光设备的显微镜（Zeiss）以及冷藏培养液的冰箱。

妥善维护所有的主要设备。实验室设备（如层流净化罩）要保证经常性的现场检查认证（6 ~ 12 个月一次）。一些设备如天平、吸液管、温度计、pH 计、离心机以及冰箱在必要时进行校准并妥善保存记录。

设备的日常质量非常重要，应该包括定期的检查。在我们的实验室中，对相应设备定期每周或每日检查一次。每天通过 CO_2 培养箱内的温度计检查内部温度。通过一个本地制造的温度探测器测量培养箱（Forma 与 MINC）内培养微滴内温度。冰箱的温度同样每日检查并做好记录。

我们每周测一次所有培养箱中培养液的 pH，也就是将培养液置入血气注射器中，过夜，第二天早晨在血气分析仪中进行 pH 检测。在 Forma Scientific 培养箱中，通过调整二氧化碳浓度获得正确的 pH。在 MICS 培养箱中，确保气体的正确混合从而获得正确的 pH。这些检测都记录在案。任何培养液分装时，装有微滴的试管和容器被清楚地标记培养液和任何添加物的名称及有效期。我们要确保没有任何过期的培养液被用于配子和胚胎培养。气瓶与液氮灌每日检查，储存液氮的容器每周检查一次。设置培养箱气体后备供应系统。为了培养箱、层流罩以及相关物品的清洁和净化，制定定期的预防性维护计划，还为实验室配置后备电源（包括医院的紧急供电和我们自己的汽油发电机）。

安全

在 IVF 实验室，失误或混淆是不能容许的。任何错误都可能导致严重的后果，如失业甚至中心关门。因此执行科学家双核对制度是非常重要的。

这个原则在 IVF 中心的所有程序中实施。比如在给卵子进行人工授精时，必须检查装有精子的试管标签上的姓名是正确的。在我们实验室中，精子样本的试管上都标注了男女双方的姓和名。同样，在精液准备中，检查所有的试管是非常重要的，以确定处理的样本是同一名患者的，特别当同时处理多于一个人的精液时。为了应付这种情况，在我们的实验室中，我们将相同颜色的贴纸贴在同一人的试管上，然后通过分辨颜色来区分患者。这是一种快速的方法，以检查工作人员在整个流程中处理的是同一名患者的样本。我们同样需要在试管上标注患者姓名，不能单纯依赖彩色贴纸的方法，更要检查试管上的姓名。转移胚胎入新的培养液滴中、胚胎移植以及胚胎与配子冷冻保存时，同样需要双核对程序。只要有可能，精液标本不在 IVF 实验室处理，而是在男科学实验室处理。

在每次取卵或移植之前，要求患者大声说出她们的全名并识别她们的手腕条进行身份双核对。培养箱的门或盖子也标注了患者的姓名以方便我们快速识别和样本定位。只要出现妊娠率或其他结果（解冻后复苏率）低于预期值，我们便进行问题查找并逐一改变条件以发现问题所在。

配子和胚胎的冷冻保存

我们特别关注冷冻配子和胚胎的安全控制和保存。当冷冻配子／胚胎、准备储存、从储存中移出准备解冻、或是样本准备转移到其他设备或从其他实验室转移过来时，所有情况下我们都会双核对。并在特别设计的表格上进行详细的记录，所有参与者在表格的适当位置签名。我们接收 HIV 阳性的患者，他们的样本会被分开储存。

保存记录

有适当身份识别的病历文件，所有配子与胚胎的结局和细节需要在患者个人表格中保存并每日更新。文档也记录了所有程序中处理过配子和胚胎的临床和实验室人员。每位患者有个人的病历文件，所有记录了患者治疗周期的文档都保存在文件中。所有与患者的谈话或胚胎学专家和临床医生之间的讨论也被详细记录在文件中。文件包含详细的手术报告及照片、各类知情同意表、精液分析、激素检测、卵巢刺激记录、卵细胞获取、精子准备、受精程序、胚胎培养、胚胎移植、冷冻保存以及妊娠／生育结局。冷冻保存中，胚胎冷冻时的发育阶段、使用的冷冻方案、推荐的解冻程序以及在储存容器中每个胚胎／配子的物理位置都要记录在案。装有配子／胚胎的容器上会标注患者的姓和名、身份验证码（出生日期）以及冷冻日期。大多数的信息同时也会以电子版本储存在数据库中用于每月和每年的数据统计。

知情同意

所有将接受治疗的患者对所有他们自己或他们的胚胎／配子将经历的程序签署知情同意书。知情同意书用患者知晓的语言来书写。或者，提供一名精通患者母语以及英语的翻译人员来转达所有的信息。

对所有的程序有专门的知情同意书，包括激素治疗过程、卵细胞获取、所有的手术过程、受精过程、激光辅助孵化、胚胎和配子的冷冻保存及储藏（和解冻移植、捐赠或销毁）以及 PGD 的卵裂球活检。诊所会以书面形式或以 DVD 电子版本提供所有过程的信息。患者还可以随时向护士、医生以及胚胎学家了解关于各个治疗过程以及知情同意书的信息。知情同意书经常更新以添加新的信息和选择。

我们会根据患者夫妇独特的不孕问题提供可供选择方案的所有信息，包括我们诊所服务范围之外的措施，甚至非医学的方案比如领养等。

伦理指南

我们中心同样遵循 SASREG 所制定的伦理指南。这些指南根据适用于 ART 的国家法律所制定［国家健康法案（2003 版 1 ~ 3 章第 61 条）、人体组织法案（1983 版第 65 条）、用于代孕的儿童收养法案（2005 版第 38 条）］。本中心的所有研究项目都经过位于南非 Tygerberg 的 Stellenbosch 大学 Tygerberg 校区的伦理委员会批准（http://www.sun.ac.za）。

质量管理实施中的问题

我们国家以前对 IVF 中心只有有限的规范和标准，现在刚制定了新的指南，因此，要求 IVF 机构遵从相同的标准与方针是非常困难的。现在，新的指南和体系已经在实施，将帮助实现全国医疗机构内的标准化。

在实验室中实行任何新的质量控制措施，如 SASREG 认证，都被证明是非常费时的，而且在开始时都会扰乱日常工作。然而，一旦工作人员适应了新的方法与控制要求后，这些措施会变成常规。

质量控制的另一个大问题是大量的书面工作。双核对与记录保存耗时费力。就我们实验室的情况而言，这就是在质量管理与实施中最主要的问题。

报警系统介绍（在实验室外可以数小时后收到）

我们的质量管理设置中缺少报警系统这一环节，主要由于我们位于医院之中，可以使用医院的紧急后备电源为我们的重要电气电子设备供电。我们每日检查液氮储备（因为我们从不歇业，所以总有人进行检查）。因此，我们感觉并不需要报警系统。

HIV 阳性患者

在我们中心，患者接受 ART 治疗之前，不会强制要求患者做 HIV 以及肝炎检查（虽然 SASREG 推荐这样做）。但是，所有参与 ART 捐赠周期或代孕的周期都需要检测。其他患者不检查的原因是这直接与患者的人权（法律赋予的）相关。他们有权力拒绝检查或不让别人了解他们的状态。当 HIV 检查结果呈阳性时，我们会采取特殊的预防措施从而将风险最小化（如冷冻精子与胚胎时分开储存，通过特殊的双梯度法和上游法处理精子）。总之，所有的精液样本都被视为是具有潜在风险的材料，并进行相应处理。

最新/最先进的设备

我们努力获得最好的、最先进的设备。最近我们的实验室引进了 2 台 MINC 培养箱

（Cook Australia），并且从 2011 年起就开始使用新的 IMSI 设备。缺少某些"最好的、最先进"的设备的主要原因还是经济上的限制。

培养箱的清洁

我们实验室不会为了清洁设备与培养箱而专门停业。我们全年都要对仪器进行清洁，比如将某台培养箱在某个时候停用 1 周以进行清洁与消毒。其他设备会在适当的时间进行清洁，我们通常会选不忙的日子进行。

培养微滴 /MINC 培养箱的温度控制

目前，我们很难精确检测 MINC 培养箱的温度。我们希望能检测培育箱内部培养液微滴的温度。但是目前，还没有能够进入 MINC 培养箱中的培养液微滴内的探测器。我们现在正在研究这方面用途的特制探测器。

总结

虽然南非的 ART 实验室（包括 Aevitas/Tygerberg 生殖中心）并没有遵从特定的国家质量管理体系模型，但 SASREG 制定了指南并提供了足够的信息建立一个体系。这个体系在我们的实验室良好运行。因此，实施实验室专用的质量管理体系是可行的。该体系包括人员、专业培训和经验、质量保证、实验室设施、设备及维护、胚胎与配子的冷冻、安全性、记录保存、知情同意以及伦理指南。

我们试着从实际操作的方式展示我们是如何实施我们认为在质量管理中重要的方面。很幸运我们能位于一所综合医院之中，因而可以利用很多设施在质量管理的某些方面辅助我们。我们也附属于斯坦林布什大学（医学院的妇产科系），使我们能够及时更新 ART 领域最新和最近的知识。一个有效的质量管理体系的最终目标当然是获得好的妊娠率和活产率，并且所有年龄的不孕女性的继续妊娠率稳定在 35% 以上。我们相信我们应用的这个体系是有效的。

（王树玉 译　马彩虹 审校）

第14章 尼日利亚：一个发展中国家 IVF 质量管理的经验

Richard Ajayi

自 1978 年路易斯·布朗出生后 [1]，体外受精已经由实验室技术迅速发展为确定的不孕症治疗方法 [2]。这种发展引发了世界范围内的 IVF 中心数量飞速增加，同时媒体报道的 IVF 灾害性事件的可怕故事也相应增加了。这些故事引起公众的关注，促使世界上很多国家建立了 IVF 中心的管理机构。这些外部的法律要求非常重要，具有国家独特性。但是更加值得关注的是，仍然有许多国家并没有建立 IVF 的管理机构。因此，越来越多的人意识到在 IVF 领域内需要建立一个体系，不管有无国家的管理机构，该体系都可以保证将 IVF 的风险降低到最小。国际标准化组织（ISO）所制定的质量标准已经从工业生产领域被引入到服务行业，并且在 2002 年 ISO 9000 作为一个体系被引入到 IVF 医疗机构 [3]。已经有很多中心自愿通过了 ISO 质量体系认证，同时，2004 年"欧洲组织和细胞指令"的颁布，促使接受认证的机构数量的增加（至少在欧洲如此）。

发展的世界也是 IVF 技术迅速发展的部分原因。尤其对于发展中国家，由于管理欠缺、基础设施匮乏、教育水平低下、IVF 技术经验缺乏、不孕症在社会中的高影响导致对服务的更高要求以及在一些复杂的伦理问题中掺杂的由经济利益驱动的功利思想，所有这些都表明在 IVF 中心运行系统中建立质量管理体系非常重要。Bridge 生殖中心在 2004 年通过了 ISO 9001 ∶ 2000 标准认证，这比英国的大多数生殖中心要早。本章的目的是阐述一个发展中国家的质量管理经验。

本章描述了质量和质量管理，我们在组织机构、政府管理、人力资源、信息系统、信息技术以及环境、临床和实验室服务等方面实施质量管理的经验，也包括了我们对发展中国家质量管理体系的总体印象。

"质量"一词应用非常广泛。当我们说一种东西"质量好"的时候，我们都知道是什么意思。但是当这一词语用于描述一种服务，比如 IVF 时，它的概念就变得很难理解。质量可以被定义为一切以顾客的意愿为目标，与顾客的需求相一致。最早的质量管理领域的教师之一，W. Edwards Deming 对质量和它的现代应用有一个非常重要的阐述：

R. Ajayi，F.R.C.O.G. (✉)

Department of Clinicals and Management，The Bridge Clinics，Lagos，Nigeria

e-mail：bridge@om.metrong.com

"好的质量并不一定意味着高的质量"。他的意思是适于市场的质量的一致性和可靠性的程度是可预测的。在医学领域，质量也可以被定义为服务，即最佳措施的成功实施。因此，在 IVF 领域中我们就可以把质量定义为提供有效、安全的服务，并且保护所有患者的权利和尊严，包括未出生的婴儿的福利。

一个注重质量的 IVF 中心必须在确保临床安全性及成功率的前提下，为不孕症夫妇提供一个舒适的环境及优质的服务，这就意味着工作人员必须经过良好的培训和专业化训练；卵巢刺激方案必须安全、适合患者，并且获得最好的卵子；取卵过程被患者所接受；实验室系统必须保证高受精率和优质胚胎率，以确保高种植率和妊娠率。冷冻系统必须能得到最好的胚胎。诊所环境必须是舒适的、交通便利、候诊时间较短、工作人员有较高的亲和力、真诚和通情达理。总体服务必须体现其专业性。必须有一个体系对一些关键的指标，比如受精率等进行监测，必须具有有效的顾客反馈机制，反映顾客对服务质量的期望。以上所提到的所有方面构成了质量管理体系，它可以使顾客的满意度不断提高。

领导力

领导力是质量管理的关键原则之一。一个好的 IVF 中心必须由一个合适的管理者管理协调各方面的业务，包括经营、研究和实验室主任，临床主任，管理和财务总经理以及护理部主任。由于尼日利亚的 IVF 市场尚处于发展初期，相对于学术水平，许多中心更关注于经济效益，导致技术设置较局限。因此，难以建立正确的管理机构。也许有必要依赖于国际市场来解决这一关键问题。没有正确的管理团队，即使总裁参与整个过程，也是很难实施一个有效的质量管理体系的。

全员参与

相对于国防开支，尼日利亚政府对教育的投入仅仅占预算支出的一小部分[4]。尽管尼日利亚具有潜在的人力资源优势，但教育质量非常差，导致当地市场劳动力技术水平低。此外，多年来军事化的政府管理，使得绝大多数可被雇佣的劳动者受教育程度低，通常具有物质主义的价值观。聘用过程务必严格，能够遴选接受过正确的教育、具有正确的价值观以及适合该组织的员工。也要建立相应的体系，向员工介绍和引导组织的愿景、价值观及文化。对于生活在一个缺乏管理的国家的员工来说，质量引导是非常困难的。这种引导必须足够深，才能影响到思维模式的转变。所以必须建立清晰和定义明确的培训计划，同时具备严格的能力评估体系。必须具备有效的实施管理系统，同时必须具有激励和反馈体系。除了建立这些管理体系之外，有一个合适的管理者推动实施管理体系是非常重要的。

信息系统和信息技术

我们质量管理体系的要求之一就是具备有效的文件管理和沟通系统，例如病历文件的保密管理。达到这个目的的最佳手段是电子病历管理，虽然在国际上已经有了不少的专用软件，但在当地要实施和维护这样的系统还有一定的困难。少数可以提供服务的软件系统均被应用于更有利可图的石油和天然气工业中，而且我们也无法支付昂贵的费用。但是我们仍然坚持这种管理策略，通过宽带网连接我们的三个诊所，从而实现无纸化办公。我们建立了自己的 IT 公司 Sierra 系统，该公司由一名有经验的外国专家来管理，同时为其他一些客户公司提供服务平台，通过此公司的运营来支付从英国聘请 IT 专家的费用。

质量管理文件系统

质量管理体系的一个重要组成部分是流程的确定。Bridge 诊所的所有流程均被研究、文件化以及不断完善，并且建立系统确保这些流程不断地被评估（图 14.1）。所有的流程都是相互联系和相互影响的。明确区分流程负责人和功能流程负责人非常重要。顾客协调员（流程负责人）通过我们的流程来管理与顾客的关系，而实验室经理（功能流程负责人）负责实验室管理。流程负责人应该技术过硬、有适当的社会作用、并且追求满意的结果。流程负责人的首要任务是全面负责流程的改进。流程的确定和培训是一项永不终止的工作，重要的是传达流程的战略目标以促进有效的执行。流程促进标准操作程序（SOPs）的建立。所有的职员都应该按照 SOPs 工作。我们必须不断地培训，并传达 SOPs 隐含的战略目的，以确保其有效执行。另外，我们有一个执行部门，定期进行内部审查，保证所有职员都是按照所规定的流程工作的。

基础设施和工具

国家电网所提供的电力供应是不可靠的。我们这里白天 80% 的时间是没有电力供应的，我们给每个中心配备三台发电机，其中两台每 12 小时替换一次，第三台发电机作为备用。此外，如果三台发电机都不能工作，所有的关键设备，比如培养箱和信息技术系统（计算机和服务器）均可以由深槽电池驱动电力转换系统不间断额外供电 8 小时。而且，我们的电力转换系统产生改良正弦波的交流电，然后通过不间断电力系统

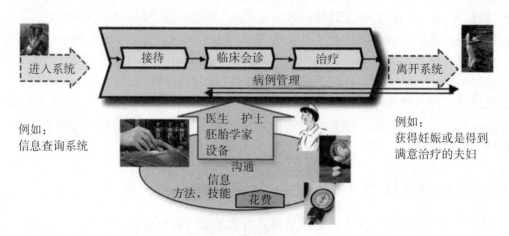

图 14.1 上图所示为理论的信息系统模式，这一理论模式将转变为
如今 Bridge 临床系统的工作模式

（UPS）来输送电流，以确保好的电流为非常敏感的设备供电。我们面临的挑战还包括保证卫生间的充足供水。政府的水利供应系统是不存在的，额外安装强大功率的水泵能够满足早上几个小时的水供应，那段时间可能有很低压力的水供应，因此我们不得不在水处理厂钻个孔来保证水的供应。

我们的 ISO 认证体系要求我们管理整个锐器处理链。虽然目前政府已经建立了废物处置系统，可以为我们提供锐器盒的处理，但我们必须焚烧锐器盒，然后从我们中心取走。所以，我们必须自己在中心后院的炉内焚烧锐器盒，并将过程拍照用于记录，因为没有其他证据证实进行了适当的处置。

实验室系统

优化一个实验室以培养出具有种植潜能的优质胚胎，有很多因素需要考虑。首先需要合适的工作人员。我们已经由早期招聘时只关注技术如只雇佣人类科学学位的毕业生，到现在更关注他们的潜能。通过加强培训提高胚胎学家的技术，包括在英国大学的硕士学位项目。我们必须从国外进口 IVF 培养液，而在进口过程中冷链运输非常重要，以防止培养液质量降低。这意味着我们为保证货物的性质必须对货运公司进行培训。我们已经建立一整套的系统来确认收货时的温度及使用前货品的完整性。另外，我们常常面临着如何维护 IVF 精密设备的挑战。我们之前的经验表明，我们无法在国内获得技术支持，早期时必须将培养箱送到欧洲检修，后来我们建立了设备维修公司，才有能力为我们的设备提供技术支持。在 IVF 实验室中配子混淆永远是引起关注的原因，早在2002 年我们就开始实施见证人系统。我们所有的工作人员均接受了相关培训，在所有的医疗程序中，即使是静脉穿刺术，均实行见证人核对制度，这已经成为我们企业文化的一部分。

临床系统

临床必须起到支持实验室以获得较高妊娠率的作用。我们除了注意培养医生的临床技能之外，还注意 IVF 操作中的情感方面，并聚焦 IVF 患者的特殊需求。有时必须培养医生的沟通能力，这能够让我们表现出更高的专业化水平。我们有非常严格的技术培训项目，指导提高技术能力，重点是保障患者拥有高质量和安全的医疗服务的权利。在我们最近的 ISO 审查中，我们的消毒系统存在一些问题，因为我们不能照搬欧洲标准的卫生和消毒系统。后来我们决定在大多数操作过程中均使用一次性材料来解决这个问题。

Bridge 生殖中心的质量管理体系自 2004 年开始实施，我们仍然每天向员工传递质量管理体系的精髓。我经常开玩笑说获得一个质量管理证书比实施质量管理体系容易多了，因为获得证书的过程仅仅需要机构领导层的推动如一些管理顾问公司的辅助，而运行一个质量管理体系需要改变所有员工的思想。这在发展中国家，比如在尼日利亚并不容易，因为大多数公共基础设施和公共事业都没有建立，大多数员工无法理解您想达到的目的，他们认为对质量的要求仅仅是理想状态，是无法实现的。他们之前从没有这样工作过，质量的概念在他们的头脑里是不存在的。所以运行质量管理体系最基本的办法是将核心员工送往国外，让他们见识并理解这种管理体系在他们的能力范围之内，以推动管理体系的建立。

　　另一个需要考虑的问题是运行质量管理体系的花费，尤其是在一个没有认识到质量的重要性，并且将医疗保健理解成一种商品的国家里。因此，质量管理体系对服务成本的影响是一大挑战，必须通过有效的沟通来推进组织的核心工作。

（沈　浣 译　马彩虹 审校）

参考文献

1. Steptoe PC, Edwards. Birth after reimplantation of a Human Embryo. Lancet 1978;12.2:366.
2. The Nobel Prize in Physiology or Medicine 2010. www.Nobelprize.org/.
3. Alper MM, Brindsden PR, Fischer R, Wikland M. Is your IVF Programme good? Hum Reprod. 2002;17:8–10.
4. Adebiyi MA, PhD & Oderinde Oladele Adebayo Public Education Expenditure and Defence Spending in Nigeria: An Empirical Investigation. http://www.Saga.cornell.edu.

第 15 章　海湾国家

Mohamed Elkalyoubi

　　居住在海湾国家的人口已超过 3 千 8 百万（表 15.1），IVF 中心数量相应增加，同时竞争也越加激烈。海湾国家拥有完备的政府监管机构如卫生部、执照许可部门，但大多数国家尚未出台 IVF 相关的法规和指南。建立针对 IVF 中心的法规，主要目的之一是制定标准，尤其是男科学及 IVF 实验室 [2]。虽然不同的国家之间法律法规和管理条例有所不同 [3]，但其主要目的都是为了保护相关人员的权利，以及致力于减少 IVF 治疗中的并发症。一个明显的例子就是限定了胚胎移植的数目，成功降低了多胎妊娠率 [4]。但是一些 IVF 专家则认为少一些强制的规定、增加科学自由度更有利于技术的发展 [5,6]。

　　全球辅助生殖技术领域的许多权威人士、IVF 中心的领导者认为在各中心实施质量管理体系（quality management system，QMS）是很重要的，可以系统地监测中心所有工作流程的结局。如果想要改变流程，前提是不能忽略各流程间的动态联系。

　　海湾国家有机会通过引进 IVF 法规，在权益保护和 ART 技术发展之间保持平衡。措施之一是在 IVF 中心强制实施 QMS，因为最近的数据表明应用 QMS 可以提高妊娠率 [10]。

表 15.1　海湾国家人口估计（官方和非官方数据）

国家	人口	IVF 中心的数量（约数）
沙特阿拉伯	26 131 703	12
阿拉伯联合酋长国	5 148 664	9
阿曼	3 027 293	2
科威特	2 595 628	11
巴林岛	1 214 705	4
卡塔尔	848 016	2
总计	38 966 009	40

海湾国家的 IVF 中心

　　因为在海湾国家缺少辅助生殖技术的相关法规，因此许多私立和公立的医疗机构都

M. Elkalyoubi, M.B.B.Ch., M.Sc., Dip. Gyn. Endoscopy, F.R.C.O.G. (✉)
Dubai Gynaecology and Fertility Center, Dubai Health Authority, Dubai, United Arab Emirates
e-mail: dr_elkalyoubi@hotmail.com

可以建立 IVF 中心，应用内部的指南、方案和规章进行管理。除了不孕专科医生外，妇科医生和普通专业医生都可以接诊不孕患者，并且可以开包括注射用促性腺激素等促排卵药物的处方；他们还可以用普通医学实验室的设备进行人工授精。但是，IVF 中心、特别是男科学和 IVF 实验室的运行与其他普通医疗机构的运行管理是不尽相同的。毫不夸张地说，大多数 IVF 中心没有建立任何类型完整的质量管理体系。但他们也确实监测了一些指标，主要是 IVF 实验室的指标以及 IVF 成功率，如妊娠率等。但他们不监测流产率、多胎妊娠率以及活产率。

在海湾地区大多数 IVF 中心的工作人员来自不同国家，他们具有不同的文化、社会以及宗教背景，在不同的国家受过不同的法律法规培训。他们习惯于在任何已有的质量管理体系下高效率地工作，而不会感觉 QMS 对他们的工作有任何威胁，他们理解 QMS 是改进 IVF 中心的工具。当他们来到海湾地区，来到一个没有 QMS 的中心（有些中心甚至没有组织构架、政策法规、程序手册以及战略计划），他们很快意识到他们不能有效地维持工作，总的工作质量在下降。这样他们迫切需要 IVF 的规章制度，不仅是为了完成审批流程，更是为了强制实施质量管理体系。

而且，阿拉伯联合酋长国新近引进了 IVF 相关法律，使得一些已经运行了一段时间的 IVF 中心面临着永久停业的可能，因为他们达不到要求的标准。由此可见，在海湾国家一些 IVF 中心是以低于可以接受的标准运行的。

一些常见的关于 QMS 的保守看法

在海湾国家领先的 IVF 中心进行的一项简单的调查问卷显示，只有三分之一使用质量管理体系，并且大多数应用的是内部的管理系统。调查问卷以及进一步的沟通显示出不使用 QMS 的主要原因可以被归纳为以下几个方面。

担心从头开始

海湾国家所有的 IVF 中心都有临床以及实验室的方案、方针和流程，其中一些还有计算机管理的在线资料存储和服务。很明显，这种情况下他们不需要从零开始。并非一定要使用最复杂和最昂贵的管理系统，事实上只要使用一个可以帮助中心获得最好性能的系统即可。在美国生殖医学会、欧洲人类生殖与胚胎学会（ESHRE）、美国健康和人类服务部 HHS、国际标准化组织（ISO）和澳大利亚卫生服务标准委员会等网站上可以查询到目前国际上使用的 IVF 实验室标准。

使用太复杂

这是被提到的最多的问题。所报道的困难大多数集中在不能充分理解 QMS 的意义及其架构。经常被提及的是 QMS 通常以一些缩略词出现，而不是专门针对 IVF 中心的。虽然全球范围内的 IVF 中心都是为了同样的目的服务，但每个中心之间在很多方面都有显著的差别，如患者的类型、员工、仪器、供应商以及法律。抽象意义的 QMS 包含 QMS 的主要元素，即质量计划、质量控制、质量保证和质量管理[11]。它们之间以某种方式交互作用，使得员工能够适应环境并且高效率地工作。

无人使用和未发现有用处

虽然在一个小的 IVF 中心应用 QMS 需要花费很长的时间才能得出有意义的数据，但是在收集到更多的数据之前，可以用于短期的质量控制（每周或每月）。一些 IVF 中心没有把质量管理体系和员工管理区分开来[12]，还有一些中心拥有高级的设备却没有提供优质的服务。例如，一个 IVF 中心购买了四维超声，中心的所有者花了很高的价格对一个高级医师进行了为期 4 天的系统培训。但培训后该医师并没有进一步地跟进，比如与其他同事进行的知识分享，而那些没有参加培训的医生只能根据说明书来了解怎样使用仪器，更不必说怎样为患者提供更好的服务了。结果就是没有受过培训的人在使用着这些复杂而昂贵的仪器，当然收不到预期的效果。令人惊讶的是该中心竟然还为他们拥有一个高效能的四维超声做广告。

质量控制体系和精液分析

从 20 世纪 70 年代末期开始，一些质量管理体系得到了相对健全的发展[13,14]，但在 IVF 中心实验室中的应用则是最近才逐渐发展起来的。作为精液评估的一部分，早期的 WHO 实验室手册对于精子 - 宫颈黏液交互作用的检查没有明确的参考值用于质量管理[15-17]。一些专家发现各个实验室之间精子检查具有很高的不一致性[18,19]。对于质量控制标准化来说，这个问题显示了质量管理体系的重要性。WHO 第 5 版手册为精液分析提供了质量控制和保证的指南，从而解决了这个问题。

在海湾国家的大多数 IVF 中心，科学家和临床医生都认为他们的精液分析质量是令人满意的，额外去做一些监控的工作是在浪费时间，其他人士也有同样的观点[21]。但是，许多国际的 IVF 中心和权威人士都报道了 QMS 的重要性和必要性[2,7-9]。因此，2008 年欧洲人类生殖与胚胎学会的修正指南中认可 IVF 实验室需使用 QMS[22]，认为它是以 ISO 为基础的质量体系，并在一些国家立法应用。

质量控制体系失败的原因

没有真正的承诺和真实的监测结果，任何 QMS 都不能改进质量。海湾国家的 IVF 中心会以书面形式承诺他们的理念、优质的服务和保障患者的权利，但不幸的是，这些承诺仅仅被局限为接待室里的表象而已。质量必须是真实的。虽然许多海湾国家的 IVF 中心声称正在使用着 QMS，但通过与一些员工的交流，存在以下的担忧：

QMS 的错误应用

不能持续应用 QMS 的一个主要原因之一是不能够恰当地应用它。有时，高级医生不能完成必要的表格填写，更糟的是，他们有时会把文件发给低年资同事，交由低年资医生完成。一个不能把 QMS 的文件当成是医疗工作的必需内容的工作环境是有害的。这样会弱化整个体系，甚至最终导致失败。

适当权力等级的缺失

对于成功的 QMS 来说，IVF 中心的管理者是至关重要的。大多数员工开始时是称职的，然后，他们获得升职，能力受到挑战。一个好的管理者应该与员工分享决策、解释个人决定，客观地表达批评和赞美，创造一个对话而不是争论的氛围。

IVF 中心与其他卫生保健机构一样，有等级制度和组织架构，形成了组织架构图。全面理解每一个岗位的工作职责和沟通途径对于任何 QMS 的实施都是极其重要的。

与患者缺乏交流，不考虑他们的传统、文化和宗教

即便拥有最好的组织架构、最先进的设备和最优质的管理，如果没有适当地与患者、社区、同行以及其他的医疗部门交流，也不能提供最优质的服务。许多不孕夫妇在不孕症的治疗过程中出现紧张情绪[25]，而不解决不孕夫妇的情感需求会减少妊娠的机会[26]。适当的交流是至关重要的，不能低估患者的期望和满意度。一个优秀的 ART 专家如果不说海湾国家的语言（阿拉伯语），甚至需要翻译才能进行沟通，那么可以想象他的表现也不会特别出色。令人难过的是，一些不孕夫妇在没有达到妊娠目的或者因为流产而导致妊娠失败时，得不到情感的支持和恰当的自责情绪的疏导。更有害的是医生对于他们地方传统、文化和宗教信仰的不在意和不理解。令人遗憾的是许多 IVF 中心忽略了这些重要的方面，或者仅仅将其当做是增加收入的一种途径。

应用质量管理体系仅仅是为了获得许可或者是个人兴趣

把 QMS 的应用仅仅作为获得许可途径的做法不会使 IVF 中心工作得到显著的提高。除此之外，如果把 QMS 依附于一个人或者一个团队，当这个人或者这个团队离开中心时，QMS 将不能继续发挥作用。QMS 必须被看做是 IVF 中心日常工作的必要组成部分。管理者要定期地确认 QMS 在正常运行而没有中止或延迟。

花费昂贵

QMS 的实施、人员培训以及维护的费用会让更高级的管理者推迟使用。但是，研究表明实施 QMS 的成本效益也是很高的[27-29]。

总结

向海湾国家的 IVF 中心介绍和鼓励使用 QMS，可以帮助他们提供和维持实用、高效以及安全的服务，尊重患者、尊重即将出生的孩子及员工的权利和尊严，减少支出的同时增加收入。QMS 的实施是简单的，但是，它的成功依靠真实的承诺。当员工了解了 QMS 的重要性、QMS 如何运行以及 QMS 能达到什么时，QMS 就能够持续进行了。QMS 的实施可以促进 IVF 中心的成功和发展。使 QMS 成为 IVF 中心不可分割的一部分，将会保证任何降至设定标准以下的环节被迅速地发现并且自动实施适当的应对措施。

（沈　浣译　马彩虹审校）

参考文献

1. Central Intelligence Agency. United States of America. http://www.cia.gov/library/publica tions/the-world-factbook/wfb.Ext/region_mde.html. Accessed 28 Feb 2011.

2. McCulloh DH. Quality control: maintaining stability in the laboratory. In: Gardner DK, Weissman A, Howles C, Shoham Z, editors. Textbook of assisted reproductive technologies laboratory and clinical perspectives. 3rd ed. London: Informa Healthcare; 2009. p. 9–24.

3. Dickens BM. Legal developments in assisted reproduction. J Gynaecol Obstet. 2008;101: 211–5.

4. Tur R, Corolen B, Torello MJ, et al. Prevention of multiple pregnancy following IVF in Spain. Reprod Biomed Online. 2006;13:856–63.

5. Ludwig M, Felberbaum RE, Diedrich K. Regulation of assisted conception treatment: Germany. In: Brinsden P, editor. Textbook of in vitro fertilization and assisted reproduction The Bourn Hall guide to clinical and laboratory practice. London: Taylor & Francis; 2005. p. 641–5.

6. Benagiano G, Gianaroli L. Regulating in vitro fertilization – the risks of over – regulation: Italy. In: Brinsden P, editor. Textbook of in vitro fertilization and assisted reproduction The Bourn Hall guide to clinical and laboratory practice. London: Taylor & Francis; 2005. p. 655–9.

7. Mortimer D, Mortimer S. Quality and quality management. In: Mortimer D, Mortimer S, editors. Quality and risk management in the IVF laboratory. Cambridge: Cambridge University Press; 2005. p. 24–44.

8. Wikland M, Sjoblom C. The application of quality systems in ART programs. Mol Cell Endocrinol. 2000;166:3–7.

9. Gondringer NS. Benchmarking: friend or foe. AANAJ. 1997;65:335–6.

10. Frydman N, Fanchin R, Le Du A, et al. Improvement of IVF results and optimization of quality control by using intermittent activity. Reprod Biomed Online. 2004;9(5):521–8.

11. http://www.en.wikipedia.org/wiki/Quality_management. Accessed 28 Feb 2011.

12. Keck C, Ficher R, Baukloh V, et al. Staff management in the in vitro fertilization. Fertil Steril. 2005;84:1786–8.

13. Whitehead TP, Browning DM, Gregory A. A comparative survey of the results of analysis of blood serum in clinical chemistry laboratories in United Kingdom. J Clin Pathol. 1973;26:435–45.

14. Bullock DG, Wilde CE. External quality assessment of urinary pregnancy oestrogen assay: further experience in the United Kingdom. Ann Clin Biochem. 1985;22:273–82.

15. World Health Organization. WHO laboratory manual for the examination of human semen and sperm-cervical mucus interaction. 1st ed. Singapore: Press Concern; 1980.

16. World Health Organization. WHO laboratory manual for the examination of human semen and sperm-cervical mucus interaction. 2nd ed. Cambridge: Cambridge University Press; 1987.

17. World Health Organization. WHO laboratory manual for the examination of human semen and sperm-cervical mucus interaction. 3rd ed. Cambridge: Cambridge University Press; 1992.

18. Neuwinger J, Bejre H, Nieschla E. External quality control in the andrology laboratory: an experimental multicenter trial. Fertil Steril. 1990;54:308–14.

19. Matson P. External quality assessment for semen analysis and sperm antibody detection: results of a pilot scheme. Hum Reprod. 1995;10:620–5.

20. World Health Organization. WHO laboratory manual for the examination of human semen and sperm-cervical mucus interaction. 5th ed. www.who.int/reproductivehealth/publications/infertility/human_repro_upd/en/. Assessed 25 Feb 2011.

21. Jequier AM. Is quality assurance in semen analysis still really necessary? A clinician's viewpoint. Hum Reprod. 2005;20:2039–42.

22. Magli MC, Abeel EVD, Lundin K, et al. Revised guidelines for good practice in IVF laboratories. Hum Reprod. 2008;23:1253–62.

23. Clinical Pathology Accreditation. Standards for medical laboratory. http://www.cpa-uk.co.uk. Assessed 26 Feb 2011.

24. Lane M, Mitchell M, Cashman KS, et al. To QC or not to QC: the key to a consistent laboratory? Reprod Fertil De. 2008;20:23–32.

25. McDowell S, Murray A. Barrier to continuing in vitro fertilization – why do patients exit fertility treatment? Aust NZ J Obstet Gynaecol. 2011;51:84–90.

26. Li XH, Ma YG, Geng LH, et al. Baseline psychological stress and ovarian norepinephrine levels negatively affect the outcome of in vitro fertilisation. Gynecol Endocrinol. 2011;27:139–43.

27. Collings J. An international survey of the health economics of IVF and ICSI. Hum Reprod Update. 2002;8:265–77.

28. Alper MM, Brinsden PR, Fischer R, et al. Is your IVF programme good? Hum Reprod. 2002;17:8–10.

29. Garceau L, Henderson J, David LJ, et al. Economic implications of assisted reproductive techniques: s systematic review. Hum Reprod. 2002;17:3090–109.

第 16 章 美 国

Doris J. Baker

作为一名医学技术员（或临床实验室科学家或医学实验室科学家）和生殖医学实验室领域有经验的培训者、顾问和审查员，我观察并辅助了许多 ART 机构胚胎学实验室（包括辅助实验室）质量管理体系（QMS）的建立和持续监测。我熟悉那些运转良好、可以提高实验室整体质量的 QMS，熟悉那些勉强能够满足质量管理需要的 QMS，也熟悉那些仅仅能够满足获得实验室资格认证要求的 QMS。即使在已经成功实施质量管理项目的 ART 实验室，也只有在实施后期才能更加体会到质量控制的价值。下面总结了不同规模、不同复杂程度、不同地区和不同认证机构认证的 ART 实验室的相关经验。

质量管理体系

成功的质量管理体系建立在书面的并被核准的政策方针基础之上，涵盖了 ART 实验室所有的工作环节[1,2]。该体系有明确的目标、对象、质量指标和绩效评估，旨在促进质量改进，并记录在质量手册中。管理体系一旦实施，就开始收集数据，并维持质量管理体系的持续监测和评估。对质量管理体系文件进行适当的跟踪和回顾，可以确保工作准则与程序的持续稳定性和改进措施的有效性。在质量管理体系的各个环节，有些是相对容易处理的，而有些环节则需要面对并克服许多挑战和挫折。

质量管理体系的实施：起始的问题和工作

术语

无论辅助生殖技术实验室的规模或复杂程度如何，实施质量管理体系都会面临很多问题和困难。首先要明确真正的质量管理体系。这在生殖实验室领域是可以理解的，因为大部分实验室工作人员没有接受过临床检验医学的正规培训，他们也缺乏在具有标准质量管理体系的临床实验室的工作经历。因此他们会发现概念是全新的，也不熟悉操作模式，就像学习一门新的语言。他们不熟悉术语，也不熟悉怎样使用术语，怎样在特定场合使用特定的术语，或在不同场合使用相同的术语，相关联的定义也容易混淆。例如，与质量管理体系相关的几个"质量"术语（表 16.1）。质量管理体系中的关键词当然是质量。临床与实验室标准协会（CLSI）[3] 是国际标准制定的组织，旨在促进医疗保健机构共识标准和指南的制定和应用。该组织定义"质量"为"一个实体能够满足明确

D. J. Baker , Ph.D., M.S., B.S. (✉)
Division of Clinical Sciences , University of Kentucky , Lexington , KY , USA
e-mail: dbake0@email.uky.edu

和隐含需求的特性总和"。与国际标准化组织（ISO）[4]一样，CLSI 制定通用的技术语言作为全球标准，以利于技术交流。CLSI 和 ISO 定义质量管理体系为"……所有确定质量方针目标和责任的全面管理功能的活动；通过质量管理体系中的方法如质量计划、质量过程、质量控制、质量评估和质量改进等实施"[3,4]。"全面"这个词是定义质量管理体系的关键，因为描述含有"质量"一词的术语共有六个：（1）质量计划，（2）质量流程，（3）质量控制，（4）质量评估，（5）质量改进和（6）质量体系。QMS 中其他"质量"术语还包括质量保证、质量控制计划流程、质量控制设计、质量计划流程、质量管理、质量计划模型（表16.1）。除了"质量"一词，其他术语也让人困惑，例如在实验室设置中"方针"和"程序"有何不同，如何让"策略计划"符合 QMS 又不同于QMS。ART 实验室管理者们发现，在实施质量管理体系时，定义这些术语并张贴关键的定义是有用的，尤其是他们自己的 QMS 模型中使用的术语。这样可以确保所有人员对术语的理解都指向同一个流程，当检查和认证代表使用关于同一操作的不同术语时也能够有效沟通。

表 16.1　质量定义

质量控制可接受性标准（*QC acceptability criteria*）：CLIA（临床实验室改进修正案）的决策标准，用于监测临床实验室的测试绩效[3-5]

质量评估（*Quality assessment*）：CLIA 的术语，用于整个系统，确保测试结果的质量。包括对常规实验室系统的监督和评估，也包括分析前、分析中和分析后系统的监测和评估，目的是发现问题、纠正错误、改进检测的服务质量[5]

质量保证（*Quality assurance*）：用于实验室测试的所有阶段（包括分析前、分析中和分析后）的系统监测和评估的书面计划，以确保符合质量标准[6-8]

质量控制（*QC, quality control*）：包括监测和减少分析误差的所有过程。制定的书面文件用于监测和评估所有分析测试，以确保患者结果和报告的准确性和可重复性，包括将有已知值的测试样本与患者样本同时检测。质量控制是质量保证的不可分割的组成部分[6-8]

质量管理（*Quality management*）：制定书面的可以衡量的质控目标。质量管理着重于质量计划、质量流程、质量控制、质量评估、质量改进和质量流程体系[1,2,4,7]

质量计划（*Quality plan*）：着重于制定目标、细化流程和相关资源以实现质量目标。质量计划是质量管理的一部分[4,9]

质量体系（*Quality system*）：制定和实施质量管理所需的所有资源，包括方针、程序、资源和责任，以及制定和实施质量管理计划所需要的基础设施[4,9]

人事和财政问题

对既定设施的诠释达成一致意见后，其他与实施相关的问题又会显现出来，主要是与人员和（或）财务相关的问题。常见的问题是整个 ART 机构人员的理念和态度问题。许多 ART 实验室技术员、督导者和主任们不认为质量管理体系是重要的，不认同这个系统可以提高实验室的质量。由于质量管理体系的实施需要 ART 机构所有人员的参与，包括临床和文秘人员，而这些团队成员必须认同 QMS 的概念，并提供必要的数据输入。实验室技术人员会抱怨 QMS 额外增加的工作使他们更加繁忙；而其他的 ART 团队成员则会拒绝为实验室的项目花费更多的精力。实施质量管理体系是很花费时间的工作，一些人员可能会反对推行该体系，因为他们已经非常繁忙或可能已经负担过重。为了质量管理体系的成功实施，必须在开始时就指定负责整体质量管理项目中各个环节的质量管理员。遴选最合适的员工承担这一角色，而这一点在不少实验室都存在问题，通常是工作量的问题。一旦确定增加额外的人员或一名顾问来协调 QMS 的实施和连续应用，支出的增加将成为另一个挑战。许多实验室主任们发现，在早期阶段明确所有员工之间的内在联系，可以更容易地确定 QMS 管理员人选，同时给其他员工指定相应的职责。

职责委派

建立岗位描述，包括阐述 QMS 职责并指定每个人到特定的岗位。这是一个能够使团队成员在早期即参与制定方针、目标和质量指标的好方法。与此同时开始收集数据。QMS 管理员是必要的，从开始就督查系统中的每个环节，发现 QMS 存在的问题、建立数据生成的方法、应对质量评估和检查。指定一位安全管理员、一位库存控制监督人员、一位负责建立有效的文档控制系统的人员，能使质量管理体系的实施更加有效。

QMS 方针：要求和规定

建立质量管理体系的初始步骤是非常费时的，尤其是确定适当的数据指标和启动数据采集。开始时，实验室主任和管理者书写使命、确定 QMS 计划的范畴，并制定 QMS 方针。这些步骤完成后，其他过程会更容易执行。制定方针必须考虑系统的每个部门和每个环节。在实施的最初阶段制定全面的 QMS 方针有助于确保满足所有的需求。先开始时对主要领域进行评审，包括资源（人员和实验室）、设施、标准操作程序（SOP）和质量评估。然后衍展到更广泛的领域：（1）人力资源：教育、培训、能力和评估；（2）文件控制；（3）投诉调查；（4）程序质量控制；（5）能力测试；（6）QA（质量保证）定义；（7）QA 监督；（8）差错检测；（9）数据采集；（10）随机审查；（11）实验室和外部的差错检测；（12）差错的分类和报告；（13）内部和外部审查；（14）客户服务（患者、医护人员及其他）。

目标、目的和质量指标

每项方针必须具有与之相关的目标、目的和质量指标，并帮助建立质量改进措施。目的必须匹配目标，质量指标必须可以衡量。例如，总体目标是"提供质量培训，确保所有实验室人员能够准确、安全、及时地实施岗位描述中规定的检测，随后评估培训效果"；与之相匹配的目的可以是现场培训、再培训、继续教育需求和能力评估。操作考核可以包括第一年的 ART 实验室员工满意地完成 ART 实验室工作程序所需要的知识和技能评估清单，以及随后每年进行的操作评估。质量措施可以是编写一个培训手册，包括目的、程序、实验材料、效能评估；和（或）建立笔试制度，设定合格分数线，用于能力和技能评估。

常见的问题是设置过多目标。QMS 是专为持续改进实验室服务以满足患者需求和提供这些服务的人员而设计的，不可能持续跟踪和评估服务的所有方面。理想的是，在每个评估阶段选择一些目标以解决某个特定的问题，或者针对需要改进的区域确定目标。管理者或主任们尝试在短时间内全面评估许多（或全部）区域，是不能成功的。而放眼大局针对 3～4 个重点区域进行年度评估和审查则大都能够圆满完成。当然，不是所有的实验室管理者都会设定过多的目标。在某些情况下，选择便于实施和评价的目标、目的、质量指标和操作考核，是为了符合规定和（或）认证的要求，而不是为了收集有价值的数据用以分析和评估，进而提高实验室质量。设定了主要目标但没有与之相关的目的，或者目的无法评估都是很常见的。

资源

幸运的是，QMS 实施的一些方面是简单易行的。主任们已经发现，初期对实验室操作、ART 实验室设施、任何相关机构如提供的支持医院等进行概况了解是一个好的开始，而且发现已经具备方针制定、执行以及数据收集的许多资源。在医院或医疗中心工作的实验室主任和 QMS 管理员拥有很多资源，有现成的符合联邦要求的政策模板（如 HIPAA，健康保险流通与责任法案）、员工培训模版（如歧视、性骚扰和雇员的权利等）、人力资源文件模板（包括岗位描述和员工评价）、安全手册、文件管理模板等。然而，这些外部资源并不总是能够有效利用。一些不适用于 ART 实验室的资料也会被复制和黏贴到实验室质量管理体系中，或者整合了一些可用的资料但没有进行恰当的修订。

可以在已建立的网站找到很多需要的文件。例如人力资源文件，其中包括岗位描述、员工评价、雇员执照和（或）证明文件的副本。其他数据包括程序和设备手册、能力测试记录、既往管理机构（如食品和药物管理局）和认证部门（美国病理学家协会生殖实验室认证部）的检查结果等。诸如由美国生殖医学协会（ASRM）公布的专业指南提供了建立 ART 实验室方针的最低标准和指导原则。将适用于 ART 实验室的联邦、州以及地方性法规并入实验室质量管理体系，使 QMS 一直符合法律和法规的要求。QMS 计划也需要整合获得实验室资质的要求。虽然对美国认证 ART 实验室的机构来说，QMS 是一个特定的要求（或标准），但是实验室既往建立的符合认证要求的制度也符合 QMS 许多要求，使计划的执行更容易。例如，美国病理学家协会（CAP）要求每 2 年自查一次；这样的内部审查是评估质量管理体系的方法之一。同时，认证机构也能够提供符合 QMS 标准的信息和工具。CAP 提供仪器验证程序、发布质量管理工具目录、具有评估质量改进的工具如 Q-Probes 和 Q-Tracks。纽约州卫生署的临床实验室操作标准提供了建立明确的质量体系所需要的书面要求的详细信息。正在筹备或已经列入医院计划的 ART 实验室的管理者们已经开始使用这些文件作为他们实验室质量管理体系的模板。

质量手册

质量手册可作为 QMS 组织和规划中有价值的参考。一本包括 QMS 各个方面（从方针到评估以及新质量措施的建立）的质量手册会大大节省我们的时间。汇编索引以及向手册里添加材料应从经过核准的第一次讨论 QMS 的会议记录开始。所有 QMS 审查和报告一旦完成都应加入质量手册。

数据：收集、分析和监测

成功的 QMS 是一个持续的过程，从一开始就需要通过数据的收集和随后的评估进行监测。为了确保其有效性，质量体系的监测计划必须完整包含实验室操作的所有阶段。例如，实验室测试应包括测试人员、所需设施和设备、安全和样本保护（包括检测前、检测中和检测后）。从能力水平考核中可以得到有用的数据（如每年书面考核时达到或高于及格分数线的技术人员数量）。与数据收集和分析有关的问题较多，包括：（1）依托的指标不能有效地与目的相关；（2）指标不可衡量；（3）数据收集开始后改变指标；（4）用不适当的统计方法分析数据。正如前面提到的，一位有能力的、可靠的 QMS 管理员是成功的关键，尤其在 QMS 数据收集方面。在数据收集过程中发现问题是有益的，一旦发现及时纠正。有意思的是，一些实验人员觉得"不符合"有负面的含义，因此会犹豫着不去处理需要改正的流程，包括数据的收集。

数据收集和分析的时间节点有助于确保定期审查的会议期限。安排定期的会议是必要的，可以让每个人知晓进程，并确保这一进程继续向前。

审查

成功的审查和其他形式的评估是由具备资质的人员设计的，对收集的数据进行解读，提供更多的改进机会和对不符合项进行反馈。虽然由于人员数量有限导致 ART 实验室的审查常常有难度，但是，如果可能的话，员工不应该审查自己的工作。审查的方针包括方法、频度、不符合项纠正措施的时间节点以及文件。没有具体方法或没有时间节点的审查都不是有效的审查。

实验室管理者已经发现，协调好 QMS 审查、定期的自查和检查前准备，可以节省时间，减少忽略关键项目的机会。然而，审查结束后员工会有如释重负的感觉，可导致审查发现的问题记录文件缺失，甚至阶段性的 QMS 缺失，从而导致关键资料的遗漏。

管理评审

管理评审是质量管理体系的基本组成部分，确定了流程的基调。评审应包括：（1）所有前期审查，包括所采取的纠正措施的跟进报告；（2）最近的评审结果，包括发现的不符合项；（3）医务人员、患者和其他人员的反馈意见；（4）改变（如工作量、新的规定及关键人员）。

未能对评审数据进行管理的情况并不少见，同样，也常发生未对前期报告进行随访的情况。不愿报告负面结果，有时是因为向上级行政部门报告时存在犹豫和迟疑，有时是因为评审者认为问题的重要性或可靠性不足，不需要报告，例如对后勤人员调查所得到的负面数据可能被认为是不可靠的。对反馈价值的看法，特别是对投诉的看法，导致重要信息的遗漏。没有包含对前次评审后发生的变化的分析，甚至是这些变化可能已明显导致了目前的情况，如暂停雇佣导致的员工减少。将来有些变化，即使没能提前预测，也不在考虑范围之内，而这些变化可能会影响实验室操作和与患者的互动，这些正是联邦法规与新的认证标准所要求的。管理人员往往没有意识到这是评价 QMS 关键人员并提出现在或未来的人员配置建议的理想时机。

评审的结果

评审应该与所有相关的人员共享，并基于评审报告最终做出决定。不能分享评审结果的情况并不少见，并不总能提出评审后的改进措施，改变或改进的时间节点经常得不到落实。遗憾的是，虽然一些案例中的能力测试提供了可靠的数据，但未能用于制定新的质量改进措施。

评审的成果之一是能够制定新的目标、目的和质量评估，以及基于调查结果制定质量措施，但事实上常常不能建立新的目标。另一个缺点是没有将监测区域按优先顺序进行排列，因此不能确定主要的监测区域。

持续监测和连续评审

持续监测的概念是模糊的，很难保持初始的要求，并存在着各种困难。实施新的质量管理体系时，一个常见的问题是，一旦该计划付诸实践，会有一个"以为您已完成了"的倾向。 这是由于对质量管理体系缺乏了解，或对这一概念持续抗拒的结果。让QMS的功能包含岗位描述，向新员工解读体系成为新的定位过程的一部分。告知对他们的期望，这样他们就不会把QMS看成额外的责任。把QMS作为年度评估的一部分也强调了其重要性。

管理不善、没有预料的显著增加工作量和（或）财务问题是导致不能持续监测、使审查可能变得毫无意义的原因。制定QMS日历、确定过程的时间节点、有计划地安排实验室例会并在日历上标注强制参加，这些措施能够促进QMS实施的依从性。实验室管理人员和QMS管理员之间经常开会是必要的，可以让每个人了解进程以及存在的问题。这些措施一旦建立，QMS流程就成为了常规。QMS方针手册、审查和评审记录会成为一份宝贵的资源，不仅帮助实验室认证，也有助于其他实验室借鉴。

（沈　浣译　马彩虹审校）

参考文献

1. Application of a Quality Management System Model for Laboratory Services; CLSI Approved Guideline. 3rd ed. GP26-A3.
2. New York State Department of Health Clinical Laboratory Standards of Practice. Albany, NY, January, 2008.
3. Clinical and Laboratory Standards Institutes. http://www.clsi.org/.
4. Iso 9000, 9001, and 9004: Plain English Definitions. http://www.praxiom.com/iso-definition.htm.
5. Westgard JO, Quam EF, Barry PL. Establishing and evaluating QC acceptability criteria. Med Lab Obs. 1994;26(2):22–6.
6. Current CLIA Regulations. http://wwwn.cdc.gov/clia/regs/toc.aspx.
7. Harmening DM, editor. Laboratory management: principles and processes. 2nd ed. St. Petersburg, FL: D.H. Publishing and Consulting; 2007.
8. College of American Pathologists. http://www.cap.org/apps/cap.portal?_nfpb=true&cntvwrPtlt_actionOverride=%2Fportlets%2FcontentViewer%2Fshow&_windowLabel=cntvwrPtlt&cntvwrPtlt%7BactionForm.contentReference%7D=policies%2Fpolicy_appEE.html&_state=maximized&_pageLabel=cntvw.
9. Laurence C. Advanced quality planning: a guide for any organization. Qual Prog. 1998;31:73–7.

第17章 智利

Fernando Zegers-Hochschild，Javier A. Crosby

像大多数拉丁美洲国家一样，智利没有辅助生殖技术的相关法律。因此，没有官方指南监督管理新中心的筹建、数据的登记与报告以及相关医疗的标准等。

在政府的政策层面还没有临床与实验室干预的质量控制（QC）方案。目前唯一的指南和管理规范来自辅助生殖拉丁美洲网络（The Latin American Network of Assisted Reproduction，REDLARA），并且只有已经成为或希望成为拉丁美洲国家 ART 注册机构（Latin American Registry of ART，RLA）成员的中心应用。智利，与该区域的许多国家一样，大多数 ART 中心是 REDLARA 的成员，因此均执行相同的管理条例和 QC 程序。

目前，拉丁美洲的 140 个中心每年上报的启动周期大约有 35 500 个。智利的 8 个 ART 中心，有 7 个上报的年周期数为 1500 个。7 家中心都已经通过 REDLARA 认证，执行固定的认证程序。而且，这些中心已达成共识，每个机构知情同意书的基本结构相同。在本章中，我们介绍 REDLARA 的认证指南，以智利的应用为样板，可以向周边其他国家推广。

辅助生殖拉丁美洲网络（REDLARA）是一个非盈利的科学与教育机构，汇集本地区绝大多数提供 ART 治疗的生殖中心。REDLARA 成立于 1995 年，创建时的 50 个中心来自 11 个国家。这些机构已加入 RLA 4 年以上。如今，已有来自 12 个国家的 141 个中心被 REDLARA 认证或加入 REDLARA。

REDLARA 的主要目的：

- 制定并发表每年度拉丁美洲注册表（RLA）
- 评估不同的 ART 干预措施及其结局
- 监控区域、国家和不同中心的治疗安全性及有效性
- 通过区域研讨会或继续教育项目对附属机构成员进行培训
- 保持所有中心的连续质量控制和认证的程序
- 协调并促进多中心的研究项目

在过去的 15 年中，作为教育项目的一部分，许多起始设定的目标都已达到，173 名临床医生和 152 名胚胎学家通过 PCE 网络教育项目毕业，RLA 是首个多个国家和地区

F. Zegers-Hochschild , M.D. (✉) · J. A. Crosby, Ph.D.
Unidad de Medicina Reproductiva, Clínica Las Condes, Santiago, Chile
e-mail: jcrosby@clc.cl

的辅助生殖注册登记机构，19年中每年发布结果，从未间断。而且，REDLARA 对新中心提供认证，每5年重新认证。

认证项目始于1996年，直到2004年才成立专业化的认证委员会，目的在于：

- 精心制定认证和审查程序
- 通过课程和研讨会使评估者间的评估标准统一
- 审核评估者反馈的认证和再认证结果，并提供给高层管理董事会以做最终决策
- 向提供不真实或不精确数据的中心提出改进方案甚至惩罚措施。缺少恰当的知情同意书、夫妇没有签字，被认为是严重的错误
- 促进机构服务质量的提升
- 设置 RED 的认证流程，作为区域性认同的标志

认证流程

只有少数的拉美国家建立了自己的认证流程，进行临床和实验室工作的质量控制评估。正因如此，智利的 ART 中心，如同周边其他国家的中心一样，都执行 REDLARA 的认证流程来规范所在国家 ART 的行为。

认证流程的第一步是请临床医生和胚胎学家作为评估者走访机构。评估者应来自已经认证的中心并且至少有5年的工作经验；评估者必须来自其他国家并且签订保密协议以保证参评中心的数据不被泄露；评估者必须承认没有利益冲突。

认证

在认证的访视过程中，临床负责人和实验室负责人必须到场，接受提问并参加最终讨论。访视包括：
- 巡视机构，观察工作场所和仪器设备
- 检查临床和实验室程序 / 方案和手册
- 检查实验室质量控制程序
- 核查上报到拉丁美洲注册机构（RLA）的数据是否准确
- 检查所有患者的知情同意书的签署情况

认证的要求

人员

1. 临床负责人：具有医学博士学位，具有产科和妇科的专科证书，接受过良好的生殖医学培训。他 / 她负责制定临床程序手册，如：
- 患者选择，包括实验室和临床程序实施清单
- 控制卵巢刺激方案（Controlled Ovarian Stimulation，COS）
- COS 过程中患者的监测
- 取卵和胚胎移植方案

- 操作程序的描述和知情同意书的接受情况

2. 临床医生：经过不孕症和生殖内分泌培训，特别是 COS 药物使用的培训。

3. 临床医生：经过妇科超声的培训，必须在一个被认可的机构接受至少 20 次督导的操作才能负责专业的取卵术。

4. 实验室负责人：必须具备相关生物学、生物化学或生物/健康科学的学位，必须具备实验室内的组织、准备、管理配子和胚胎的相关知识和经验。负责实验室每一位成员责任和义务的具体描述，观察并追踪员工的情况。他/她负责提供实验室成员的继续教育。

其他可选择的人员

- 经过妇科手术和腔镜培训的临床医生
- 经过男科学培训的临床医生
- 实验室主管：当临床负责人同时兼任实验室负责人，或当实验室负责人同时在多个中心工作时，该主管行使实验室领导的职责
- 经过细胞显微操作培训的人员
- 经过配子和胚胎冷冻培训的人员
- 经过患者夫妇心理辅导培训的人员
- 护士或助产士

临床设施

临床设施的建立必须符合当地的相关法律。中心必须具备 COS 监测、经阴道取卵和胚胎移植的所有医疗设备和设施。必须具备处理急诊和并发症（心脏病发作、过敏性休克、失血性休克等）的能力。

胚胎学实验室

实验室设施的建立必须符合当地的相关法律，实验室工作以 REDLARA 发布的"实验室程序手册"为指南。

基础设施

实验室的空间和设施应与上报的病例数或预期达到的病例数相符。物理空间必须与其他的医疗活动隔离开。必须设置独立的空间用于精液处理、培养液准备和储存。建筑必须安装清洁系统、空气净化系统和温度控制系统。

运行程序

实验室负责人必须负责编写程序手册，对在实验室应用的所有技术和程序进行详细描述。所有工作人员均可方便获得程序手册。

实验室必须有生物学质量控制（QC）测试，对接触胚胎的所有材料和培养液进行

分析。试剂批号、配液数据、生物控制、失效日期以及所有设备和空间的常规微生物控制必须有书面的文档记录。关于设备、物资、培养液、程序等的 QC 评估方案和要求详见 http://www.redlara.com。

（徐 阳 译 马彩虹 审校）

第18章 巴 西

Fabiola Bento，Sandro Esteves

2006年，巴西的监管机构（Brazilian's regulatory agency，ANVISA）发布了生殖细胞和组织库的新的管理条例，其中也包括辅助生殖技术（ART）中心[1]。新条例在2011年进行修订，增加了更具体的内容，并对第1版不很清晰的方面作了解释[2]。除许多运行所需的技术层面的要求外，新条例还要求在1年之内建立质量管理体系（QMS），所有的员工、管理人员、技术员和科学家都需知晓。QMS应该包括：

1. 制定标准操作程序（SOP），并定期修订
2. 定期人员培训
3. 定期内部审查，以验证是否符合技术规范
4. 差错和不符合项的发现、登记、纠正和预防的程序
5. 符合生物安全条例
6. 建立评估及控制所用设备和材料的体系

新的法规还包括与质量管理相关的许多其他要求：

1. 技术手册包括
(a) 行政和技术的组织架构
(b) 专业人员的资质和责任
(c) 不符合项的处理
(d) 生物安全标准
(e) 年度审查
2. 适当的样本确认。
3. 所有数据至少保存两份，换句话说，任何时间都有备份系统并保证数据不会被改变。
4. 所有设备的维护计划。

除所有质量管理的要求外，新条例还包括技术和操作规则，使国内所有中心的技术标准化和水平同等化。新条例发挥了巨大的影响，特别是对一些小中心，因为缺乏组织架构，并由于种种原因不能进行自我调整去遵从新条例。在我们中心，许多要求已经成为了日常工作的一部分。困难的是，为了建立可靠的质量管理体系，我们需要把我们做的每一件事都程序化。此外，我们的行政活动没有标准化的程序。尽管我们已经拥有处

F. Bento , B.B.A., M.B.E. (⊠)・S. Esteves , M.D., Ph.D.
ANDROFERT, Andrology and Human Reproduction Clinic , Campinas, SP , Brazil
e-mail: fabiola.bento@androfert.com.br

理不符合和纠正偏差的系统，但还没有一个正确的登记系统。我们做的很多事情并没有被全部记录下来。

质量管理体系

经过大量的研究，我们决定采纳国际标准化组织（ISO）9001的质量管理模式[3]，首先因为它包含了新条例的所有基本内容，而且因为 ISO 是欧共体推荐的。在我们看来，它是目前现有的最完整的模式，在世界范围内被熟知、接受和推崇。

开始非常简单。我们做的第一件事情是建立"不符合项和改正措施登记程序"（见第3章）。要求任何区域的任何人都能记录"不符合项"，即使这个不符合项并非出自记录者所在区域。我们对这种模式进行专门的培训，教会员工如何填写不符合项登记表和如何作出适当的反应。登记不符合项很简单；但是对不符合项作出反应是最大的问题，因为我们的员工倾向于只考虑应急的措施来解决已经出现的问题，或思考未必针对引起不符合项的首要原因的解决方法。分析不符合项的原因是主要挑战。登记者可能要来回很多次直到作出正确的分析并提出适当的应对措施。这个过程并不简单，需要大量的时间和培训。

培训

我们同时对所有员工开始长期培训项目，聚焦于伦理学、道德价值观、组织价值观及许多其他方面，强调在提供质量服务的过程中每个人的重要性和责任。这一点非常重要。有很多次，实验室的工作和员工被"过高估计"，而忽略支持人员，诸如与患者以温和的、可接受的方式交谈，管理日程安排与预约的管理，甚至清洁工作都没有予以重视。

建立"团队工作"的理念是我们的首要目标。如果人与人之间不能彼此平等看待，我们建立起来的模型就不可能被遵从。直至今日，我们仍要强化这个概念，既"提醒"我们的老员工又能训练新的合作者。这种氛围的营建既能帮助我们也能彼此帮助。很多次，一位不直接在某区域工作的员工能够更清晰地发现问题并提出改进意见，而参与其中的人更倾向于遵循常规，难以发现哪些方面可以改进以及他的工作对他人产生的影响。

另一个已经建立并被广泛接受的理念是"持续改进"和对这一理念的"承诺"。对负面的问题进行批评并非易事。因此，让所有的员工学会接受批评并且积极地去看待很重要，这是达到我们的终极目标即提供高质量服务的方法之一。为了避免同事间的竞争，使大家的注意力集中在我们的共同目标上，登记不符合项时使用发生区域的名字而不使用参与者的名字。换句话说，我们避免对任何团队成员个人进行批评而是直接对团队工作提出看法。我们从不将不符合项标注为"胚胎学家 A"，而是标注为包括所有胚胎学家的 IVF 实验室。他们整个团队应该对不符合项的发生承担责任。团队工作使他们彼此联系更紧密，并使他们明白只有依赖于彼此才能获得好的业绩。这不再是一个人的工作问题。业绩表现不是个体的；因此，人们需要一段时间去适应团队的概念，共同承担责任，分配任务，共同工作而不是简单地分享工作空间。从那时起，每一个人都对每一件事承担责任，类似"我想他/她已经做了"，或"我不知道"，或"那不是我的责任"这样的回答将不再被接受。一个具有深远意义的变化发生了。

经过这样的基本训练，每个人都习惯于记录不符合项和纠正措施，我们就推进到了ISO本身。我们组织培训，介绍模型和要求，为了符合ISO而必须做的改进，许多方面已经成为我们常规工作的一部分。在我们的实验室，所有程序已被描述并定期修订。此外，我们已经对所有仪器进行质量控制并且制定适当的维护计划。但是，维护并没有被正确地记录下来，我们必须记录哪些是预防性维护，并且对任何仪器的维护都要有记录，无论是预防性维护还是检修。我们建立定期维护制度，并根据所使用的仪器区别对待。

程序描述

关于我们的临床工作，几乎所有的程序都进行描述。我们已经对医生和护士的临床程序进行了详细的描述。那些还没有描述的将形成正式文件以保证工作的一致性。而且，那些被登记的不符合项能够提示我们哪些地方缺少程序，或者哪些地方不完备不足以保证一致性和质量。然后针对检测到的特殊问题展开工作。

我们的行政管理程序根本没有描述。我们决定从以下方面着手：制作不同的流程图，如从患者进入中心接受诊治的那一刻开始（见第4章）。据此可以确定我们的行政人员需要做的工作并进行描述。我们确定中心内部实施的所有程序并将其制度化，培训所有的员工，并监督程序是否正确实施。

流程图非常有帮助，我们决定在所有区域使用。许多缺陷是通过流程图发现的。例如，通过"不孕夫妇临床评估的标准操作程序"，我们发现有些简单的程序没有描述，于是我们制定了医生应该遵循的最低标准。而对于少数的没有描述的手术和操作流程也同样处理。

当建立了标准操作程序（SOPs），我们便开始陈述使命。这一点并不困难，因为我们的员工已经做好准备直接参与到这一过程之中。通过使命陈述，我们提出了质量方针，随后是我们的方针目的，即确定质量体系的哪些方面需要被评估与监测（见第3章）。例如，我们的质量方针谈到要使客户满意，我们就要不时地监测他们的满意度来验证我们是否达到目标。我们利用"满意度问卷"（见第3章）并确定目标为某一特定区域的满意度达到80%。我们的满意度问卷涉及助理接听电话、就诊过程、秘书、护士、行政管理人员、医生和实验室人员等方面。这种方式非常实用，而且能快速获得信息。

患者在周期治疗结束时回答问卷，特别是在移植日。我们发现这是获取信息的最好时间，因为患者几乎完成了所有治疗而且不受阳性或阴性结果的影响。不管怎样，患者可以按照其意愿在治疗过程的任何时段填写问卷，问卷可以在接诊区获得。我们也经常在诊疗开始时使用这一工具，以帮助我们了解患者的需求，开发新的服务项目，更好地服务患者。例如，通过问卷我们可以发现电话系统是否存在问题，确定最佳的预约时间，发现患者心理治疗的需求等。这不仅是客户与我们沟通的渠道，也是质量监控的途径。需要强调的是我们的问卷是定期修订的。根据我们得到或希望得到的信息，对问题进行增减。重要的是对于反馈，我们可以做些什么。例如，现在，我们正面临停车场问题。我们一直在寻找一个新的停车场但运气不佳，所以我们把这个问题从问卷中删除。我们知道患者对这一特殊问题并不满意，但目前不太可能解决。我们意识到问题的存在并正在研究一个处理方案。但我们不需要一遍一遍听相同的抱怨。

实验室绩效评估

我们通过确定监测指标来考评实验室绩效，如受精率和胚胎发育。我们也确定了分析的频度。"质量控制"在 ISO 建立前就已经实施了。我们只是需要提高，组织会议、用更系统的方式分析数据、记录会议中所做的决定、调整参数更好地与国际接轨并不断地完善自我。目前，这样的会议定期举行，参会者包括实验室工作人员、实验室负责人和质量经理。除了监测并确保实验室绩效，也用于发现培训需要、新仪器购买、需要雇佣或更换工作人员等等。会上要分析并讨论所有可能影响实验室工作的问题。尽管如此，我们目前面临的主要困难之一是定期召开会议。因为除了质量体系，我们都有其他责任，因此其他活动会妨碍我们的定期质控会议。这需要严肃纪律，甚至不能优先考虑影响会议安排的其他日常工作。当然，会议的日期和时间有时会因突发事件而作调整；但是，会议一定要在近期重新安排才不会影响我们的质量体系。

沟通

定期会议对于其他区域也很重要。虽然很费时间，但对保持团队的团结，使每个人都在"正确的轨道上"并且坚定地实施质量体系是至关重要的。会议的周期性要根据每个团队的需要而定，但会议必须规律地召开，这样员工知道他们有发言机会。

另外一个至关重要的事情是内部沟通。我们使用计算机系统进行内部交流以避免沟通障碍，如忘了告知某些事情或忘了被告知的某些信息。每件事都书面记录如登记。这个系统还有利于传递那些紧急的、不能等待例行会议的事情。除了每日沟通，安排会议传递重要信息也十分重要，换句话说，"保持通道畅通"，即保持沟通的即时和直接，以及没有官僚主义。它虽不能替代面对面的交流与团队会议，但的确是一个好的沟通方法。

建立质量管理体系对整个团队来说是一个要求极高并且费时费力的事情。需要花时间培训、花时间工作。为了能与我们现有的体系契合需要开无数的会议。然而，现在我们看到建立体系比维持体系更加简单。为获得认证，人们往往付出很多努力。一旦得到认证，他们会将注意力转移到其他的挑战。这就是为什么我们仍然需要规律的培训，即使对老员工，我们也需要保持信息的更新，定期组织会议分析我们的数据。讨论我们正在做的比只是建立体系更重要。我们的员工对其所做的每一个步骤必须保持挑剔的眼光才能有所提高。这就是我们的挑战。当我们对所有的过程进行描述时，事情往往是机械的，所以我们不能让那些如何去做的"指令"阻止我们作出改变或无视可能的进步。

结论

我们的经验认为，设置质量经理是非常重要的。质量经理只负责质量体系，不承担其他任务。有专人负责，保证质量体系真正有效地发挥作用。如果质量经理还肩负其他工作，例如质量经理同时又任总经理，专用于质量管理的时间就会不足。因为这个发现，我们进行了许多结构的改变，更好地分配任务和责任，使质量经理能够只专注于质量。我们相信，当这些改变完成后，整个体系将会获益，因为有人始终在监控。

在我们看来，ART 中心应设一位经理负责质量体系，另一位经理负责中心的行政管理。在我们的案例中，做法有所不同。我们决定聚焦实验室的服务，包括诊断与治疗，并让医生像伙伴一样工作。换句话说，我们正致力于给医生和患者提供高质量的环境来进行辅助生殖技术。所以，在我们中心内，我们没有管理诸如医疗预约、临床评估和超声等。医生在他们自己的诊所完成这些活动，负责他们的患者。患者到我们中心只是进入周期，如精液采集（包括精子获取技术）、宫腔内人工授精、取卵和胚胎移植。我们也提供男科学实验室和精子库的服务。这一策略使我们有更多的时间关注实验室的工作和我们的质量体系。我们现在的主要目标是为医生和患者提供高质量的服务，包括良好的实验室结果，提供良好的住院服务（护士和麻醉师）。

不考虑我们获得的认证，建立质量管理体系是非常充实的过程。每一个人在这个过程中都学到很多，在某个时间点获得认证已不再是"那么重要"。我们多么希望有一个完善的质量体系专注于运转胜过认证。当然获得认证是奖励，它已经不像一开始那么重要。我们学到并坚信，如果决定建立质量体系，除获得认证外，最好您自己亲自花时间做，就像我们一样，胜过雇佣一个咨询公司为您做（像其他很多地方）。只有参与其中才可以切实看到什么是需要的，什么是重要的。这个过程确实困难，确实耗费时间，但确实有意义。对我们自己建立的体系，我们能清晰地知道它是如何运作的，我们依然能看到维持体系所面临的困难。不难想象，如果体系是他人所建，我们并没有完全参与，将会面临更大的困难。当然这会耗费更多的时间，但是更加有效。

（徐　阳 译　马彩虹 审校）

参考文献

1. RDC/Anvisa # 33, 2006. Technical Regulations for Germinative Cells and Tissue Banks. http://www.anvisa.gov.br.
2. RDC/Anvisa #23, 2011. Technical Regulations for Germinative Cells and Tissue Banks. http://www.anvis.gov.br.
3. ISO 9001:2008. Quality Management Systems. http://www.iso.org.

推荐阅读

Carson Sr BE, Alper MM, Keck C. Quality management systems for assisted reproductive technology – ISO 9001:2000. 1st ed. London: Taylor & Francis; 2004.
Chowdhury S. The ice cream maker: an inspiring tale about making quality the key ingredient in everything you do. 1st ed. New York: Doubleday Currency; 2005.
George S, Weimerskirch A. Total quality management: strategies and techniques proven at today's most successful companies. 2nd ed. New York, NY: Wiley; 1998.
Hoyle D. ISO 9000 quality systems handbook. 6th ed. Oxford: Butterworth-Heinemann; 2009.
Hunter JC. The servant: a simple story about the true essence of leadership. 1st ed. London: Prima; 1998.
Hunter JC. The world's most powerful leadership principle. 1st ed. Colorado Springs, CO:

WaterBrook; 2004.

Kelly DL. Applying quality management in healthcare: a systems approach. 2nd ed. Chicago, IL: HAP; 2007.

Pande PS, Neuman RP, Cavanagh RR. The six sigma way: team fieldbook. 1st ed. USA: McGraw-Hill; 2002.

Williams RL. Tell me how I'm doing: a fable about the importance of giving feedback. 1st ed. New York: AMACOM; 2005.

第 19 章　比利时：ISO 9001:2000 认证作为 ART 质量管理的基础

Kelly Tilleman，Etienne Van den Abbeel，Ilse De Croo，Anneleen Van de Velde，Bjorn Heindryckx，Sandra Deltombe，Isabelle Stuyver，Annick Geril，Petra De Sutter

2011 年 2 月，Ghent 大学医院生殖医学部庆祝了它 25 岁的生日。该医学部在这 25 年中取得了巨大的技术成就，如初期成功实施 IVF 和 ICSI 技术，后来开展了种植前遗传学诊断（Preimplantation Genetic Diagnosis，PGD）及辅助卵子激活（Assisted Oocyte Activation，AOA）等衍生技术，同时规模不断扩大（从 1987 年每年 50 个周期到 2010 年每年接近 2500 个周期）。

不论过去还是现在，每一个 ART 中心的首要目标是为生育力减低和不孕症夫妇提供成功的治疗，获得继续妊娠。尽管 ART 领域科学技术的进步为我们 ART 实验室提供了先进的技术，如 IVF、ICSI、鼠卵激活试验[1]，近来对于 ICSI 失败者可采用辅助卵子激活[2,3]，但是，仍然有不少患者我们无法帮助。

因此，5 年前，我们对成功 ART 治疗的定义、使命和愿景发生了改变。即使治疗没有获得期望的妊娠，我们希望确保我们的患者接受最佳质量的服务。因此，我们中心引进了"质量管理"的概念。另外，世界宽带网络使患者可以获得现有实验室技术的详细信息。他们有机会在网络上相互讨论并比较不同 IVF 中心的经验。简言之，患者的需求改变了，在治疗中从被动转变成发挥积极作用的角色。信息、交流和讨论的需要也应运而生。

为了适应逐渐增长的患者群体的需求，有义务建立并实施质量管理体系。国际质量管理标准 ISO 9000 家族已获得全球声誉，因而我们选择 ISO 9001:2000 标准。这个标准特指任何一个机构的质量管理体系需要有持续提供产品（妊娠、保健）的能力来满足客户（患者）和适用的法规要求（EU 指令、国家法律），并且以提高患者满意度为目标[4]。

获得 ISO 9001:2000 认证：从哪里开始？

虽然我们的管理团队意识到需要获得 ISO 认证，但我们的员工对质量管理或认证的

K. Tilleman，Ph.D.・E. Van den Abbeel，Ph.D.・I. De Croo・A. Van de Velde
B. Heindryckx，Ph.D.・S. Deltombe・I. Stuyver・A. Geril・P. De Sutter，Ph.D., M.D. (✉)
Department for Reproductive Medicine，University Hospital Ghent，Ghent，Belgium
e-mail: Petra.Desutter@Ugent.be

概念并不熟悉。为了在每个员工的大脑中建立质量管理的信念，我们召开启动会，进行解释和培训。在 2006 年年中，我们在一家外部咨询机构的帮助下，指定一个团队计划和帮助实施这个项目，必须让 ART 中心通过认证。这个团队包括每个学组的一名成员（医生、护士、实验室技术人员、管理人员），也包括机构服务的负责人并作为组长；组织多次会议，并设计项目计划；指定一名高年资胚胎学家作为兼职的质量管理者。优先做的一件事情是对所有的程序进行审查、更新和文件化，包括 ART 的不同临床治疗方案、患者的咨询和指导、ART 实验室胚胎冷冻程序和需要实施的必要的行政管理。另外，将许多表格标准化、编码，有时甚至翻译成不同的文字。为了获得书写清晰、易于管理的统一文件，整个机构都投入工作。工作人员的会议定期召开，发布信息、增加认识并促进整个机构的参与。

尽管书写了许多程序（我们的质量手册第 1 版包括 48 个程序，41 个详细的说明，81 个表格包括检查表、文件表和填写表），实际上 ISO 9001:2000 标准只要求 6 个过程提供程序文件：（1）文件控制；（2）记录控制；（3）内部审查；（4）不符合产品的控制；（5）纠正措施；（6）预防措施。

在创立和编写书面质量管理体系的过程中，机构自动开始建立和实施流程驱动的管理方法，清晰界定所有流程、描述流程之间的内在联系，根据员工和患者的反馈作出调整。当一项 ISO 所需文件程序实施时，应用该管理办法进行测试，也就是纠正措施的流程。在这一程序中，登记患者的投诉非常重要，但也要记录程序中的违规事件和偏差，以及某些流程中的异常。员工尤其不愿意报告后者，因为会被指责仅仅为了找出错误的责任人。管理部门有责任营造开放交流的文化，向大家阐明这些汇报将有利于分析产生这些错误和患者投诉的原因，可以使流程最优化。经过实践，员工们很快认识到这是一个有利于自己的工具（促进管理部门在人员和设备等方面投资）；因此，诚实详尽地登记违规事件的文化诞生了。

在准备阶段，还要进行两次内部审查，一次是通过大学医院内另一个已经通过 ISO 认证部门的审查团队，另一次是我们的咨询机构的审查。调整和优化流程，确立关键绩效指标，保证后续工作。大约在项目开始一年之后，在 2007 年 10 月进行正式的认证审查。经过 3 天的审查，我们 ART 中心获得了 ISO 9001:2000 认证。

通过 ISO 9001:2000 认证：我们学到了什么

尽管获得认证是一项艰苦的工作，实际上最大的努力是将质量管理体系融入每日的工作中。我们 ART 中心应用的管理流程仍然是基于 PDCA 环，即 Deming 环 [5,6]（图 19.1）。Deming 环展示了以产品质量或服务为目标，设计、产品、销售和通过研究再设计之间的联系，以及这四部分的持续轮转。产品的设计与管理的计划阶段有关。计划（P，plan）就是设定目的、目标。在我们的 ART 中心，其中一些目标包括缩短等待时间、顾客满意、更高的妊娠率、患者和医生清晰和一致的沟通。

产品对应的是执行 - 制造。执行（D，do）就是要找出需要什么能够达到目标并且真正执行这些行动。当某个目标或目的是个多步骤的过程时，需要医院多个小组或多科室合作。最好制定一个详细的项目计划，由一个团队领导人支持并协调。这位领导人负

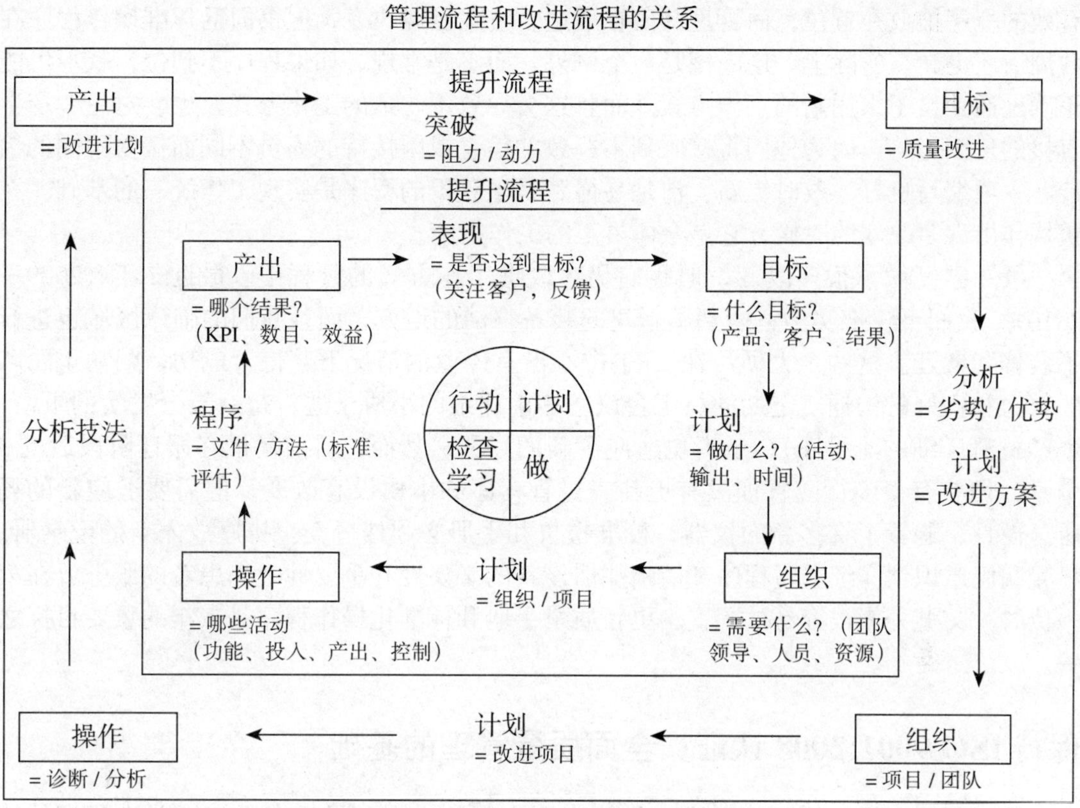

管理流程和改进流程的关系

图 19.1 总体质量管理：管理流程与改进流程的关系（翻译自 Amelior vzw：整体质量管理，Kortrijk，Belgium，经许可）

责监督项目，与相关的人 / 小组 / 部门保持联系。他 / 她必须关注项目的截止日期；否则，所有使项目成功的努力都有可能发生改变。员工们定期了解即将发生的变化至关重要。在这个阶段，文件的调整和程序的改进都是必要的。

销售实际上是检查（C，check）客户对产品是否满意的阶段。如果缩短等待时间的目的达到了，绝对会引起患者的关注，而且在患者调查表中也能得到反映，答案应该被量化。与预测数据比较，进行统计学分析和汇总让我们进入了 Deming 循环的下一步：通过研究再设计，也叫做行动阶段（A，action）。基于结果和所做的分析，会促成某些改变。即使既定目标已经实现，质量管理体系也会持续改进。

因为"检查"真正意味着"阻止"，Deming 提出并称之为 PDSA 环，您不仅仅检查结果，您真正研究（S，study）数据以便学习并构筑新的知识[7]。

回顾我们使用管理流程的最初 2 年（2007—2009），我们不得不承认 Deming 环容易学习和使用。但是，我们的经验是花费在每一个阶段的时间应更加均衡。因此，有足够的时间来计划并制定目标是非常关键的。这使得将结果与第一阶段设定的预期进行比较更加容易。在"执行"阶段花费更多的时间是无效率的。由于您的机构在进行质量管理流程时要经过多轮 PDSA 循环，因此我们最好直接进入对小样本数据的分析以便及时进行调整和小的改进。

管理手册和程序的及时更新也非常重要。有时，非常有热情地开始或实施新的和更有效的程序被放在首位，而管理却落在后边。方案已经改变，但书面的标准操作程序在数周后才更新。实际上，这应该是一个例外，而不是常规。如果程序不到位，就不可能正确地通知员工采用新的工作方式。而且这会导致不一致的工作方式，也会对患者产生直接的负面影响，因为他们将接收到不一致的信息或因接待的人员不同而接受不同的治疗。一项编写良好、及时更新、清楚易懂和易于获得的程序是实现工作统一的基础。在机构作出许多改变的时候，它是全体员工的工作指南。

虽然已经做了很多改变，但我们仍在改进工作方式的过程中。最近 2 年（2009—2010），我们不仅把实验室搬到了新建的装备整洁的地方，而且我们的临床区域也进行了装修和搬迁。这两个大项目在 ART 中心没有停业的情况下获得了成功，归功于团队的努力和良好的沟通（定期的员工会议，一本详细的小册子通告每一天会发生的事情，生产材料详细的流程图），患者也适应了新的场所。然而，目前是最终搬迁阶段后的 3 个月，仍然有很多行政管理没有更新。尽管程序的本质没有改变，但需要适应新的场所。而且，购置了许多新的仪器，校准报告和手册必须按分类、排序放入新的记录册。尽管我们意识到详细书写程序和清晰注册设备的必要性和重要性，当患者的服务放在第一位时，文书工作很容易被搁置。更新质量手册和标准化操作程序是来年的重要目标之一。

保持 ISO 9001:2008 认证：全面质量管理的基础

我们基于 PDSA 循环将管理过程推进至更高的水平，目标在于持续改进我们的体系（图 19.1）。经过一个改进过程的循环，您会遇到一个管理过程中相同的步骤。但是，最关键的一步是改进过程何时引发一个突破。这个突破是阻力和动力之间一个非常微妙的平衡的结果。在一个机构中，"改变"并不总是被认为"更好"。

确定目标和目的主要针对顾客：患者、医生和供应商。然而，应该强调的是应该在管理过程中关注内部组织和员工的需求。

质量管理体系基于客户的满意度，也基于规划、监督和分析各种各样的关键绩效指标。在我们看来，这并不是 ART 质量管理体系的核心。质量管理应该是一种气候，必须在一个机构内培育生长，不能被强加。很关键的是，不仅要征求客户和供应商的意见，询问员工的反馈也同样重要。我们确信同事间的开放式交流和建设性的反馈方式将会激励员工并在 ART 中心形成全面质量管理（Total Quality Management，TQM）的基础。

美国质量控制学会将全面质量管理（TQM）定义为：（1）方针、计划和管理；（2）产品设计和设计改变控制；（3）购买材料控制；（4）产品质量控制；（5）客户接触和区域绩效；（6）纠错行动；（7）员工选择、培训和激励[8]。

我们相信，经过几年聚焦客户、材料、技术和产品控制，员工激励已经退居其次。因此，在我们的 TQM 定义中，我们的目标在于推动"员工选拔、培训和激励"。一支积极的、经过良好培训的队伍将对流程改进做出巨大贡献，这需要在管理上花费时间和精力。

如今，许多 ART 中心质量管理的挑战是，患者知识丰富、有自主权、有各种各样个性化的需求，他们有可能也有自由将生产资料和服务作为选择的核心要素，此时您如何持续提升 ART 治疗的质量？

在我们中心，我们要确保我们的患者得到了最佳质量的服务，即使没有获得期望的妊娠。这种服务应该基于这样一个事实，即每位患者、每对夫妇都是独特的，需要考虑不孕治疗中的心理和精神因素。这样，我们的目的就是向患者和夫妇提供个体化的指导，将人文和整体的方面放在首位。

我们坚信经过良好培训、富有热情的员工是患者选择 ART 中心的关键。因此，我们的范围又扩大至：

我们的员工一定是确定中心基调的人，并参与辩论和方针制定。我们的 ART 中心一定使员工感觉舒适，有良好的工作氛围，存在持续成长的机会。团队活动、继续教育、培训和再培训作为工具促进团队的建设。

结论

患者的高要求和高期望是置于我们工作的标准化之上的——并且也相当正确，因为我们必须对我们可能犯的任何错误的后果负责。尽管无数的夫妇成功妊娠而且生出健康的孩子，但是不成功的数量仍然占多数。ART 机构因此面临持续的压力去改进他们的服务质量，提高成功治疗周期的百分率。

质量控制体系是达到这一期望的工具。这是适用于工业领域的概念。目标是建立程序（标准的工作方法），确保达到和保持设定的质量水平。而且，结果必须是可见的，以证明遵从和符合了这些标准。质量体系的原则相当明确：说您所做的，做您所说的，并且做得更好。

经过一年的准备，我们获得了 ISO 9001:2000 认证。4 年后，我们仍然是 ISO 9001:2008 认证的 ART 中心。我们也作为人类生殖组织和细胞的组织库获得了认可。我们已经实施基于 PDSA 循环的质量管理体系，并扩展至全面质量管理以适应 ART 治疗的特殊需求。我们仍然在学习和塑造我们的 TQM，正如 Vasconcelos 等提出的[9]：质量真正与意愿相关，需要积极和技术熟练的员工来实施。

（徐　阳 译　马彩虹 审校）

参考文献

1. Rybouchkin A, Dozortsev D, Pelinck MJ, De Sutter P, Dhont M. Analysis of the oocyte activating capacity and chromosomal complement of round-headed human spermatozoa by their injection into mouse oocytes. Hum Reprod. 1996;11:2170–5.
2. Heindryckx B, Van der Elst J, De Sutter P, Dhont M. Treatment option for sperm- or oocyte-related fertilization failure: assisted oocyte activation following diagnostic heterologous ICSI. Hum Reprod. 2005;20:2237–41.
3. Heindryckx B, De Gheselle S, Gerris J, Dhont M, De Sutter P. Efficiency of assisted oocyte activation as a solution for failed intracytoplasmic sperm injection. Reprod Biomed Online. 2008;17:662–8.
4. International Organization for Standardization. http://www.iso.org. Accessed Mar 2011.
5. Deming WE. Elementary principles of the statistical control of quality. 1950. Nippon Kagaku

Gijutsu Renmei, Tokyo (1952 In English (out of print)).

6. Ishikawa K. What is total quality control? The Japanese way. 1985. Translated by David J. Lu. Englewood Cliffs, NJ: Prentice-Hall, Inc. pp. 56–61.

7. Deming WE. The new economics. Cambridge, MA: MIT Press; 1993. p. 135.

8. "Total Quality Management (TQM)." Encyclopedia of Small Business. Hillstrom K, Hillstrom LC, editors. Gale Cengage, 2002. eNotes.com. 2006. 24 Mar 2011.

9. Vasconcelos E, Seghatchian J. Quality is a matter of mind: proposed quality improvement through implementation of best practice. Transfus Sci. 1997;18:373–7.

第20章 荷 兰

Peter M. M. Kastrop，Sjerp M. Weima

1995 年春天，在荷兰因 IVF 治疗出生了一对混淆种族的双胞胎[1]。随后这一震惊整个生殖医学界的事件成为世界各国的头条新闻。这个带来了无法弥补的灾难性后果的错误发生于荷兰的一个具有正规资质的 ART 实验室，由此引起大家对该中心专业操作的质疑。随后涉及此次事件的 ART 实验室所在医院的董事会成员对该事件进行了全面的内部调查。为了找出发生错误的原因，内部调查委员会和一名外院 ART 专家检查了实验室的整个操作流程和工作方法。虽然对几个可能出错的环节均进行了调查，但是仍无法确定出错的确切原因。最后技术委员会调查结果认为 IVF 操作程序遵循了目前公认的 ART 实验室标准，也指出实验室已建立并遵守规章制度。他们同时也表达了对目前状况的担忧，由于 ART 非常特殊，必须关注每一个细节，专业委员会建议改进现有的操作流程，并制定更严谨的工作规范。他们认为 ART 实验室培养的胚胎实际上是具有生命的独特"产品"，因此 IVF 和 ICSI 的操作流程应该同制药业一样，遵循严格的优良制造标准（good manufacturing practice，GMP）指南。医院董事会采纳了调查委员会的调查结果并将 GMP 规则应用于 ART 实验室的日常工作中。尽管对 ART 实验室是否应用 GMP 规则还存在争议，但是这为我们建立质量管理体系提供了一个基本框架。

ART 与 GMP 操作指南

由于并非所有的 GMP 规范都可以简单地直接运用于 ART 操作流程中，优化实验室标准化程序、提高质量保证及增加安全性和透明性的第一步是必须研究 GMP 规范运用于 ART 日常工作的可行性。例如，在 GMP 中涉及样品储存条件、终产品随机抽样、产品自动贴标签及自动包装过程的规定显然并不适用于 ART 操作流程。另一方面，有几个关键的 GMP 基本规则可以完美地适用于 ART 操作流程。它们包括：

- 操作过程中的每一个步骤均应有详细的书面标准程序
- 流程中关键步骤的验证（风险评估）
- 对容器进行充分、详细的标记以保证能明确地识别样本

P. M. M. Kastrop , Ph.D. (✉)

Department of Reproductive Medicine and Gynaelcologie ,

University Medical Center Utrecht , Utrecht , Netherlands

e-mail: s.weima@umcutrecht.nl

S. M. Weima , Ph.D.

Fertility Laboratory, Department of Reproductive Medicine and Gynaelcologie ,

University Medical Center Utrecht , Utrecht , Netherlands

● 由一人完成并记录每次样品的转移，由另一人进行核对验证

此外，GMP 还包含一些基本措施，包括人员的资质与工作责任、可用的设备及设备的正常运行、文档的记录与保存、场地、建设与设施。

因此，所有的实验室操作均需进一步的细化与补充。尤其是已确认为关键步骤的程序都需要详细的描述，比如，从一个培养皿或吸管将样品转移到另一个的过程，任何不同患者的样本近距离接触的时刻、标本移植给患者或从患者获取时等步骤。使用修改后的实验室表格，用来记录一个人正确完成并由另一人核对的特殊操作。通过这种方法，所有参与某一夫妇不孕治疗过程（包括从取卵至胚胎移植）的医生、护士及胚胎学家都登记在实验室表格上，以确保正确实施操作流程，正确操作及准确辨认每一枚配子和（或）胚胎。另外，应该保证所有的参与人员均已仔细阅读了书面程序。所有这些措施都有助于工作人员按标准化程序正确完成某一操作，还可保证操作过程的可追溯性。这样才有可能即使在数年后，还能确定某一特定操作是如何完成以及参与的具体人员的情况。

另外，关于实验室内部物流、仪器设备使用、校正及维护等方面的规范也可以借鉴。所有操作程序都由标准格式列出，并由固定规范管理。但是正如前面所提到的，GMP 指南并不能包含 ART 程序的所有内容，因此不足以制定一个完整的质量控制体系。考虑到 GMP 指南的适用范围，还需要增加其他的质量控制措施来扩展质量体系达到认证的要求。

专业社团的质量控制发展历程

荷兰临床胚胎学家协会（Dutch Society of Clinical Embryologists，KLEM）正式成立于 1991 年。只有接受过专业培训并且工作于 13 家具有资质的 IVF 中心的胚胎学家才能成为注册会员。协会的一个主要目的是提高会员的知识水平并确保会员所在实验室的高质量标准。双胞胎事件的发生增加了生殖医学中心所有工作人员的责任心和风险意识。已经在做质量控制的 KLEM 也加快步伐并扩展活动的范围。1995 年，该协会启动了一个新项目，所有会员挑战性地在各自的实验室实施质量管理体系。为了促进实验室质量控制研究及部门测试，协会也加入了从属于卫生服务部门的协调委员会（CCKL）。CCKL 是负责医学实验室质量控制管理体系建立及认证的权威机构。通过与 CCKL 合作，KLEM 以卫生健康部门第 2 版实验室质量管理体系实施规范为蓝本，制定了临床胚胎学质量控制手册。CCKL 实施规范包含了各项标准，并描述了临床实验室质量控制体系应满足何种条件才能实现质量保证。1996 年 12 月发行的临床胚胎学质量控制手册，在 ART 实验室的范畴内诠释了为卫生保健诊断实验室发行的 CCKL 操作规范。KLEM 手册描述了实验室质量控制体系应满足的基本条件，但是并不涉及具体的方法，而是提供建立标准方法的指南。每个 ART 实验室必须根据这些指南建立自己的质量控制手册及方法。不同于 GMP 指南，通过 KLEM 手册的方式，为实验室建立完整的质量体系提供基本原则，满足了认证需要。在过去十几年里，为了与修订过的 CCKL 实践规范的要求保持一致，KLEM 手册也经过反复修订。最新版的 CCKL 实践规范于 2005 年出版发行："医学实验室——质量与技能的特定要求"完全遵循 ISO 15189（2003）国际标准。因此，以 CCKL 实践规范为基准的质量认证与 ISO 15189 标准认证可以相提并论。

除了质量手册，KLEM 还制定并发行了一些 ART 相关的标准和指南。2001 年，

KLEM 颁布了专门针对 IVF 实验室的质量标准。ART 实验室的日常工作性质远远超过大多数承担诊断任务的医学实验室，因此该标准主要致力于解决 ART 实验室中的特殊问题。通过与其他专业协会及相关协会合作，在过去的十几年里，KLEM 还制定了一些其他的标准和指南，包括：

- 精子库的国家规范：该标准是在国家立法基础上，根据 CCKL 实践规范制定，并于 2004 年公布，其内容包含对精子库的特定要求。在荷兰，只有符合该标准要求的精子库才能获得认证。所有这些标准包含同源（伴侣捐赠）及异源精子（伴侣外的精子捐赠）冷冻保存。
- 宫腔内人工授精实验室阶段的国家规范：由于大多数 IUI 实验室处理过程不是在 13 家具有资质的 IVF 实验室进行，而主要在地方医院完成，临床胚胎学家并不能对其工作进行监督，因此于 2005 年第一次颁布了专门针对 IUI 实验室的细则。荷兰临床化学与实验医学协会共同制定的这项标准，其目的在于保证 IUI 中精液处理程序达到与患者服务同样的高水平。只有精液处理程序符合该标准要求，此类 IUI 实验室才能获得认证。
- ART 治疗中感染筛查的意见书：在临床病毒学工作小组、荷兰 - 比利时人工授精协会、荷兰妇产科协会成员的共同努力下，2004 年颁布了涉及精子和胚胎治疗和冷冻保存的不孕症患者筛查指南。为了与变更的国家及欧洲法律保持一致，该意见书于 2010 年改版。
- ART 实验室空气质量意见书：根据欧洲法律（2004/23EC 指令）关于 ART 实验室空气质量相关要求，协会的一个工作小组于 2008 年起草了该意见书。
- NTA 8070——ART 设备：该荷兰技术规格说明书（国家技术规范，NTA）由 KLEM、荷兰标准化研究所及参与 NTA 相关工作的一些企业和组织共同起草。此项 NTA 包含了关于配子及胚胎安全的标准，尝试填补涉及用于辅助生殖技术设备的法律、CE 标记及最终的检测及批准之间的空白。该 NTA 得到卫生部福利和体育部的支持，并提供一项基金资助了大部分费用 [2]。

地方质量控制发展历程

仅仅依靠 GPM 指南不能建立一个完整的质量控制体系时，职业协会制定的 KLEM 质量手册足以用于资格认证。CCKL 实践规范要求的不仅仅是生产和流程控制规范，ART 实验室也希望达到商品与服务供应、研究方法的运用与管理、仪器设备、文件管理、投诉与偏差、质量控制的内部及外部评估等各个层面的要求。另外，应在管理和执行层面描述实验室的组织架构，如相关专业人员的管理条例和临床胚胎学家与技师的工作职责应该落实在质量手册中。

为了达到质量手册中所有 CCKL 要求和条件，荷兰的所有 ART 实验室均开始扩展他们的质量体系。1999 年，荷兰第一个 ART 实验室按照 CCKL 实施规范，获得了资格认证。现在资格认证的内容涉及 ART 实验室所有操作过程，如不孕患者治疗的所有方面包括 IUI、IVF 及 ICSI、人胚胎和精子冷冻保存、精子库组织结构与管理、PGD 工作流程以及精液诊断等。从此，荷兰所有获得资质的 IVF 中心均实施完整的质量管理体系，几乎所有都获得了参照 CCKL 实践规范的认证。CCKL 认证不是强制的。虽然所有荷兰临床胚胎学家均赞成去争取 CCKL 认证，但有些 ART 中心已经决定开始 ISO 9001 认证，而有些中心推迟了获得认证的时间。尽管如此，荷兰 ART 实验室质量体系的实施已显著提高质量保证，包括所有标本的适当识别、所有程序的标准化和透明化以及所有操作的可追溯性等。我们现在的工作职责是对所有服务保持高标准的质量控制和质量保证，持续改进和优化所有患者的治疗。

国家及国际立法

20 世纪末，荷兰政府越来越重视规范和加强辅助生殖相关问题的立法。1998 年政府开始着手制定体外受精规划法令。1989 年，该法令已明确规定允许建立一定数量的 IVF 中心。紧接着在 2000 年，陆续颁布了一系列法律法规，包括人工授精（供者信息）法案（2002 年）、胚胎法案（2002 年）、人体材料安全和质量法案（2003 年）、人体材料法案补充条款（2004 年）。由于胚胎将有可能成长为孩子，为了确保对人类配子和胚胎的尊重且适度操作，出于对孩子利益和新生命的特别保护，所有这些法案都包含有管理控制许多 ART 特点和后果的规章制度。胚胎法案的一个重要部分就是制定了进行胚胎研究的各种管理条件，而克隆、制造嵌合体和性别鉴定这样一些技术是被永久禁止的。这些法案还致力于监管从事配子及胚胎操作的所有机构。除了已经获得运行资质的 13 家 IVF 实验室，IUI 实验室及精子库也必须接受卫生部授权。

2004 年，欧盟指令 2004/23/EC 开始生效，该指令制定了关于捐赠、采购、检测、加工、冷冻、储存及使用人体组织和细胞的质量安全标准 [3]。指令中关于细胞和组织的安全质量标准随后又被进一步细化为各种附加指令，包括欧盟指令 2006/17/EC[4] 和欧盟指令 2006/86/EC[5]。根据欧洲立法，ART 操作的各项相关规章制度被进一步收紧，而且本国的法律必须同欧盟指令 2004/23/EC 保持一致。另外还需要制定一些附加条款，因此人体材料安全和质量法案及人体材料法案补充条款分别于 2006 年及 2007 年开始生效。

欧盟细胞与组织指令中关于人体组织和细胞质量安全的一个基本条款是机构组织如 IVF 实验室、IUI 实验室及精子库等，必须建立并更新质量管理体系。由于大多数实验室已经建立了质量管理体系，并接受了 CCKL 认证，因此这些实验室只需稍作改进即可。根据 CCKL 实践规范或 ISO 15189 进行的认证至少有 80% 的内容与现行的法规要求一致。

结论

总之，ART 实验室建立质量管理体系的一个主要原因是由于政府强制规定。另一个主要原因是，目前在私人诊所或其他一些地方发生了一些带来灾难性后果的事件，也使我们意识到自己工作可能产生的严重后果。ART 实验室的一个主要任务就是通过操作人类配子和胚胎实现妊娠。考虑到 ART 技术可能产生的影响及风险，我们必须确保所使用方法的安全性及可重复性。为了保证高质量的患者照顾和质量安全，在日常工作中我们必须应用质量管理体系。

最初我们对日常工作中的一些关键步骤制定了书面操作流程和工作规范。但是这些简单的操作流程仅仅只是一般的规则，同完整的质量体系还有差距。在建立质量管理体系的过程中，我们首先审定了工作的范围以及希望达到的结果。为了阐明"为什么要制定质量管理体系？""谁来建立质量管理体系？""何时建立质量管理体系？"以及"是为谁建立质量管理体系？"我们还设定了一系列目标。我们清楚地意识到获得质量管理体系认证绝不是进行这项艰巨而耗时的工作的动力，获得权威组织的认可也绝不是我们的最终目标。为了实现既定的质量目标，必须保证体系内的各种要素的有效性与实用性，因此一旦质量管理体系开始实施，还应该对它进行不断调整和改进，并接受定期检查。欲建立、维持一个实现目标的质量管理体系并实现既定的目标需要在ART实验室内部和外部的各个层面进行改进。每个人想改变现状的愿望，包括参加者、合作者及管理层的决心，都会影响最终的结果，这些是制定改革措施的先决条件。毫无疑问，生殖中心的每一个人都应该清楚地认识到他们工作的职责、责任和重要性以及由于他们的错误可能导致的后果。因此，在努力让每个人都参与质量管理体系的过程的同时，不能低估一些关键因素，如交流与激励的作用。

我们实验室应用完整的质量管理体系，有助于我们实现样本的正确核对、操作流程的标准化、操作程序的透明化及操作过程的可追溯性。作为一个已经获得认证的ART实验室，在整个治疗过程中维持高标准的质量控制和质量保证，不断改进和优化患者服务措施是我们的责任。尽管质量控制大大增加了我们的工作量，也从根本上改变了我们每天的操作模式，但是，我们还是认为，尽管有时令人沮丧，质量管理体系还是非常有意义的。

每一个人都应该意识到在如此广的范围内进行改革需要在各个方面进行大量的投资。任命质量管理经理和增加实验室人员绝对是顺利建立及维持质量管理体系的先决条件。我们无法在常规日常工作同时进行质量管理，因为即使不增加分析工作和处理周期数，质量管理也会导致大量的额外工作。毫无疑问，质量管理可大幅提高工作质量，而且其积极影响远远超过消极影响。但是我们也必须认识到，不论工作流程和操作过程如何完美，都无法完全杜绝疏忽或人为错误的发生，而我们日常工作中的任何错误均有可能产生深远影响。

（李 媛译 马彩虹 审校）

参考文献

1. Van Kooij RJ, Peeters MF, Te Velde ER. Quality control and quality assurance in IVF. Twins of mixed races: consequences for Dutch IVF laboratories. Hum Reprod. 1997;12:1285–7.
2. Wetsels AMM, Kastrop PMM. On behalf of the NTA-working group. Dutch technical specification (NTA 8070) on devices for assisted reproductive technologies. RBM. Online. 2010;21:252–8.
3. Directive 2004/23/EC of the European Parliament and of the Council of 31 March 2004. http://eur-lex.europa.eu/LexUriServ/LexUriServ.do?uri=OJ:L:2004:102:0048:0058:EN:PDF.
4. Commission Directive 2006/17/EC of 8 February 2006 implementing Directive 2004/23/EC of the European Parliament and of the Council. http://eur-lex.europa.eu/LexUriServ/LexUriServ.do?uri=OJ:L:2006:038:0040:0052:EN:PDF.
5. Commission Directive 2006/86/EC of 24 October 2006 implementing Directive 2004/23/EC of the European Parliament and of the Council. http://eur-lex.europa.eu/LexUriServ/LexUriServ.do?uri=OJ:L:2006:294:0032:0050:EN:PDF.

第 21 章 澳大利亚：IVF 中心的 QMS

James Catt

在澳大利亚，辅助生殖技术认证委员会（Reproductive Technology Accreditation Committee，RTAC）监管 IVF。一家 IVF 中心在正式运行以前必须接受 RTAC 指南认证。过去 22 年我非常荣幸曾在 4 家澳大利亚 IVF 中心工作，并担任了其中两家中心的科学部主任。在此期间，我们遵从 RTAC 指南建立了质量管理体系（quality management systems，QMS），并证实为患者提供高效的健康服务方面获益巨大。我们目前的公司（Optimal IVF）是 IVF 业务咨询公司，致力于 QMS 体系的实施，优化 IVF 结局。我非常愿意借此机会在本章节中介绍在新的或已运行的 IVF 项目中如何实施 QMS。

生殖技术认证委员会（RTAC）

第 1 版 RTAC 指南颁布于 1986 年，此后又经历了 5 版修改。最新的 2008 年修订版是最重要的，对以前的一些禁止性规则做了修改，如现已允许 IVF 中心可以根据质量管理原则建立自己的操作程序和方针。换句话说，应该使用风险分析明确何时使用哪些程序，以确保患者的最佳结局。

RTAC 指南专门列举了必须遵守的原则，其中包括遵守与组织捐赠及胚胎研究相关的联邦法规，需具备合格的人员、明确的质量管理体系、确保患者和样本的可追溯性、药品的正确管理、多胎妊娠率最小化（双胎也属于多胎妊娠）等。RTAC 通过专业的第三方认证机构雇佣合适的有资质的审查人员对 IVF 中心进行认证。

QMS 可能是指南里最重要的部分，具体描述如下：组织机构必须具备管理体系，可提供有计划的、可实施的、相互协作的、适当的服务，满足所有利害关系人的需要。利害关系人是这儿的关键词，包含雇主、雇员、相关服务商，也包括患者，因此包括了 IVF 中心所有的相关活动。

QMS 体系的实施

我们认为，实施 QMS 有两种方法，取决于需引入 QMS 的中心是正在筹建的新中心还是已建立的中心。这两种方法之所以有很大不同，是因为在新中心可以直接在中心的流

J. Catt , Ph.D. (✉)

Optimal IVF , Melbourne , VIC , Australia

e-mail: jimc@optimalivf.com.au

程中融入 QMS 的原则，而已建立的中心必须缓慢引入 QMS，不干扰现有的工作流程。

新中心

新中心最好采用"自上而下"的方法。在质量手册中，质量保证（QA）项目可以设计和制定成一个总体计划，包括如何从管理的角度运行业务及患者的管理和治疗、如何建立和运行实验室。这是通常所指的全面质量管理（TQM）。质量控制的实施需要中心所有成员参与，才能保证稳定的成功率并为所有参与者创造效益。治疗开始之前应制定好所有手册，所有的设备和程序也应在临床启用之前充分验证。通常这种方法可以帮助新中心"落地运行"，从开始就获得良好的结局。显然，在临床治疗开始之前建立 QMS 可以充分明了一个 IVF 中心是如何工作的以及期望（基准）的结果应该是什么。

已建立的中心

大多数已建立的中心至少会有一个基本的 QMS，当然也不都是这样。考虑到 IVF 中心的保守性，由于员工拒绝改变，引进 TQM 会是一件非常困难的事情。我们经常使用一句老话"如果它没坏，就不要去修理它"，有时也确实有道理。任何一个机构欲进行根本的改变都是很困难的，实现改变的关键是让所有的员工都参与进来，这样他们需要为改变"买单"，并获得一些"所有权"。实验室的工作人员大都是科学家，也经常使用科学方法，他们往往更乐于接受带来实实在在好处（例如更好的结局）的结构性改变。因此在实验室引进 QMS 相对更容易些。一旦认识到实施 QMS 的益处，可以逐渐在其他部门推行。我们已经在几个机构采用了此方法推行 QMS，实验室实施 QMS 通常需要 3 个月左右时间，其他部门需要再花 6 ~ 9 个月时间。

QMS 系统的重要特性

质量手册

质量手册不需要长篇大论，但需要一个质量声明，概述质量管理体系的目的及实现该目的的要素。质量流程的具体细节通常是操作手册的固有部分，应尽可能地把它们整合进 IVF 中心的日常工作中。

程序手册

程序手册应包括 IVF 中心业务的所有方面，包括实验室、临床、护理及管理。为确保治疗和结果的一致性，程序手册应反映患者的整个治疗周期全过程和结局。由于版面有限，我们不能在此详细描述手册中的所有质量活动，因此将主要介绍实验室 QMS 手册。

实验室手册

实验室手册将所有程序细化，QMS 还应通过正确制定程序和监测每一个程序的结局来确保程序最优化。实验室的设置应减少任何可能影响胚胎发育的因素。尽管配子和胚胎大多数时间是在培养箱内，但是对它们进行操作时必须在培养箱外，因此温度、pH 及空气质量都是至关重要的。使用可控环境操作室可以将温度控制在 37℃，CO_2 浓度控制在 6%，还可以通过适当过滤消除 VOC。如果没有可控环境操作室（大多数实验室都没有），我们需要密切关注周围环境条件。许多科学家容易忽略几个关键因素，包括层流柜不能充分保护样本，气流可以迅速使样本降温。热台和热区应该完全模式化，由于热台和培养皿之间存在空气，而空气是有效的绝缘体，因此最初的 5 分钟培养皿无法获得有效加热，所以在热传递之前空气必须先加热。

每个人都使用移液装置转移配子和胚胎。除非这些移液装置维持在 37℃，否则会引起温度下降（通常 5℃左右）。如果使用玻璃吸管，尤其在空气流动的条件下，该情况会加剧。把移液器放于温箱中并不能起到改善作用，因为一旦离开温箱，几秒钟之内它们就可恢复至环境温度。每个实验室都应该使用温度检测仪记录每天的温度情况，建立自己的环境模式，以明确自己的实验室环境条件究竟发生了什么。这是胚胎学最容易被忽视的部分，因此我们必须强调环境模式的重要性。

上述具体例子说明了如何使用 QMS 减少变异的发生，但是如何知道已经成功地减少了变异呢？我们将在 QMS 系统的下一部分回答这个问题，即监测输出（质量控制）。

质量控制

每一项程序应该有量化的输出记录，可以与以前的数据及期望值进行比较（内部基准测试）。最理想的情况是还可以与其他 IVF 中心进行比较（外部基准测试），但是这项管理计划通常不能真正实施。

通常，由于定义不明确，常使用的结局指标例如妊娠率，并不实用，因为没有考虑移植的胚胎数，也不能反映剩余未移植的胚胎情况。应该参考更详细的结果，包括记录的卵子质量、有效的精液准备、ICSI 结果、胚胎发育以及冷冻方法的使用及其有效性。有许多参数可以使用（经常指实验室绩效评估或关键绩效指标），关键是每个中心应该根据自身的方案选择最有价值的参数。

在各种指标中，对特定人群的累积妊娠率是一个能反映成功率的指标。它累计一个促排卵周期产生的胚胎移植（包括新鲜周期胚胎移植和冷冻胚胎移植）的总体妊娠率。胚胎使用率定义为形成合子的百分率，包括移植或冷冻的胚胎。这是一个反映整个流程的有用的指标，主要聚焦实验室，但也包括了临床促排卵因素。

早期进入卵裂（< 授精后 25h）可以作为反映卵子质量的指标，因为第一次分裂在很大程度上由卵胞浆控制而不受培养条件影响。早期卵裂（控制范围之内）也可以反映着床潜能。对一些采用囊胚培养的 IVF 中心，早期囊胚腔形成（第 4 天晚期或第 5 天早期）已被广泛用作反映培养条件适宜和着床潜能的指标。

结论

本章介绍了 IVF 中心 QMS 的一些组成元素，但由于篇幅的限制，不能进行详细的讨论。要强调的是，QMS 应该成为 IVF 中心不可或缺的一部分。QMS 驱动组织管理，通过员工自愿参与，使所有利益相关者获得最佳结果。

澳大利亚制定了有效的指南，辅助 IVF 中心实施自己的 QMS 项目，维持质量标准，保证患者接受安全有效的治疗。

详细的 IVF 程序模式（作为 QMS 的一部分）有助于改变我们的一些思维模式和方法，进而为我们的整个项目带来益处。尽管 IVF 已经不是一项新技术，为了使利益相关者获得可能的最佳结果，我们还有许多需要学习。

（李　媛译　马彩虹审校）

索　引

Z